DE L'ORGANISATION

MÉDICALE EN FRANCE.

IMPRIMERIE DE MOQUET ET HAUQUELIN,
Rue de la Harpe, 90.

DE L'ORGANISATION

MÉDICALE EN FRANCE

SOUS LE TRIPLE RAPPORT

DE LA PRATIQUE,

DES ÉTABLISSEMENTS DE BIENFAISANCE

ET DE L'ENSEIGNEMENT,

Par

Le docteur DELASIAUVE,

RÉDACTEUR A LA REVUE MÉDICALE ET A L'EXPÉRIENCE.

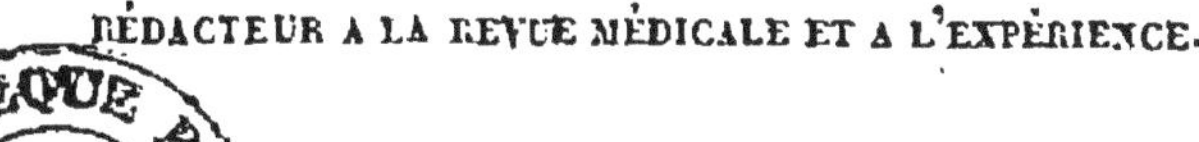

PARIS,

A LA LIBRAIRIE DE FORTIN, MASSON ET Cie

PLACE DE L'ÉCOLE-DE-MÉDECINE, 1 ;

AU BUREAU DE LA REVUE MÉDICALE,

PLACE SAINT-ANDRÉ-DES-ARTS, 11.

—

1845

Le travail que je livre à l'appréciation de mes confrères, et dans lequel ceux qui le liront retrouveront peut-être avec plaisir quelques-unes de leurs pensées, m'a coûté beaucoup de recherches et de méditations. L'importance du sujet, que personne ne conteste, m'a engagé à y consacrer tous mes soins et tous mes efforts. Mu par le seul espoir d'être utile, je n'en attends aucun profit pécuniaire ; mais s'il obtient un accueil favorable de ceux à qui il s'adresse, si surtout il peut être cause de quelque bien, j'en aurai reçu la plus douce récompense.

Tour à tour élève dans les hôpitaux, praticien neuf ans dans la province, et depuis quatre ans à Paris, délégué d'un comité d'instruction publique, attaché à la rédaction de divers recueils scientifiques, voué, en outre, par goût, à tout ce qui intéresse le progrès social, j'ose croire qu'il devra à l'expérience personnelle que ces conditions m'ont mis en position d'acquérir, le mérite de quelque précision et de quelque originalité.

Il embrasse d'ailleurs toutes les questions vitales pour la médecine, et si j'ai tâché de mettre à nu toutes les plaies de son organisation actuelle, je ne me suis pas moins appliqué à découvrir des moyens pratiques d'amélioration propres à en perfectionner l'enseignement, et à rendre la pratique plus agréable pour le médecin, plus féconde pour les malades.

Il y a plus de douze ans que je conçus la première idée de ce travail. J'en rappellerai les circonstances, parce qu'elles me fournissent une occasion précieuse de rendre hommage à un ancien préfet du département de l'Eure, qui, appelé depuis, par son mérite, à de plus hautes fonctions (1), n'en est pas moins vivement regretté de ceux qu'il administra longtemps avec tant de zèle et de sagesse. Il y avait dans ce département une société savante presque désorganisée, se composant d'un petit nombre de membres peu assidus. M. A. Passy, dont l'activité se portait partout, comprit d'abord ce qu'un pareil levier dans une main puissante pouvait produire d'avantages à un pays. Il la dota, et la rendant libre, de tous les points du département des gens de

____

(1) M. A. Passy est directeur sous-secrétaire d'état au ministère de l'intérieur.

cœur et de dévouement répondirent à son appel. Je fus du nombre ; j'avais lu dans sa pensée. Malheureusement il n'en fut pas de même de tout le monde. L'esprit de routine prit à tâche de paralyser les travailleurs, qu'on aurait dû encourager. Péniblement affecté de cet état de choses, je combinai divers plans pour y mettre un terme. C'est au milieu de cette préoccupation, où j'entrevis mieux encore toute la portée des vues de M. Passy, que se dessinèrent à mes yeux les linéaments d'une œuvre qu'une observation ultérieure est venue mûrir et développer.

Cette œuvre, on le voit, appartient pour ainsi dire à M. A. Passy, puisqu'elle dérive de la sienne. Le dire n'est pas seulement hommage, mais justice. Si cette sorte de paternité pouvait être un titre à sa sympathie, je m'en réjouirais doublement : pour moi, à qui son approbation serait si flatteuse, et surtout pour les intérêts de notre profession ; car, par le rang que M. A. Passy occupe au pouvoir et dans la chambre, sa voix, dans la discussion de la loi qu'on nous prépare, ne manquerait pas d'exercer une grande autorité.

DE

L'ORGANISATION MÉDICALE

———

Malgré les progrès chaque jour plus marqués, les conquêtes incessantes des arts , des sciences et de l'industrie, la société est en proie à un état de crise et de maladie, qui se révèle dans tous les rangs par d'éclatants symptômes. Le présent paraît morne et l'avenir orageux. L'incertitude est dans tous les esprits , le dégoût au fond de tous les cœurs. Ce mal, tout le monde le voit, et chacun se préoccupe de le guérir. Les systèmes se produisent et se multiplient. Mais combien peu comprennent la nature des moyens auxquels il serait utile de recourir ! Combien sont impuissants , dangereux , impraticables ! Combien trahissent , de la part de leurs auteurs , un examen superficiel , des passions , des préjugés, des intérêts, ou une appréciation imparfaite des obstacles, qui s'opposent à leur application !

Deux choses sont à considérer dans un état : ses lois politiques et ses institutions civiles. Elles exercent l'une sur l'autre une influence incontestable, sans cesser toutefois d'être distinctes , et sans que , pour cela, leur développement soit nécessairement

1

corrélatif. Il n'est pas impossible de voir coïncider une législation politique vicieuse avec une législation civile avancée, une législation civile tyrannique avec une législation politique tout à fait libérale. Mais, remarquons-le bien, le perfectionnement des institutions civiles, lesquelles sont, pour ainsi dire, identifiées à la pratique de la vie, importe surtout au bonheur public, tandis que celui des formes politiques n'est utile que s'il améliore ces institutions elles-mêmes. Les formes politiques ne sont en effet qu'un instrument du progrès; cet instrument est capable d'opérer le bien et le mal, suivant les mains qui le manient. C'est pourquoi la défectuosité de l'organisation civile entrave beaucoup plus l'action naturelle d'une bonne organisation politique, que l'imperfection de celle-ci n'arrête l'essor de l'autre. Cela s'explique : c'est qu'indépendamment des formes politiques qu'il est si facile de fausser, il faut prendre en considération, d'une part, le génie, l'esprit, la moralité de ceux qui gouvernent, de l'autre, les habitudes, les goûts, les mœurs de ceux qui sont gouvernés.

Il résulte de là, que s'il importe de perfectionner à la fois les lois politiques et les lois civiles, il convient de s'appliquer de préférence à corriger celles-ci, à en montrer les vices, à en déraciner les abus.

C'est ce qu'on ne fait pas cependant. En général, on néglige le principal pour l'accessoire. En s'occupant trop exclusivement des réformes politiques, on perd de vue les souffrances sociales. On s'attaque même imprudemment aux conditions du pou-

voir, sans songer à quelles chances terribles expose
le renversement d'un gouvernement constitué, sans
prévoir qu'une pareille lutte ajourne indéfiniment
les mesures les plus utiles, et sacrifie en même
temps les intérêts généraux et privés. « Ce qui rend
« difficile l'ouvrage de la législation, dit J.-J. Rous-
« seau, est moins ce qu'il faut établir que ce qu'il
« faut détruire, et ce qui rend le succès si rare est
« l'impossibilité de trouver la simplicité de la na-
« ture jointe aux besoins de la société. » Le pouvoir
peut-il approfondir la cause des maux publics,
quand il consacre toute son énergie à défendre son
existence ? Fera-t-il des concessions, même légiti-
mes, s'il redoute ainsi d'accroître celles qui le tour-
mentent ?

Les résultats d'un tel état de choses ne sont que
trop visibles. En croyant avancer, on rétrograde ;
les haines s'enveniment, la division des partis s'en-
tretient, et l'emploi de procédés immoraux intro-
duit dans la société des germes corrupteurs, qui
préparent sa désorganisation.

Il est temps enfin de sonder franchement toute
la profondeur des misères sociales, et de chercher
dans cet examen des indications pour y mettre un
terme. Les droits politiques seuls ne peuvent remplir l'espoir qu'ils ont parfois fait naître. Pour fonder le bien-être matériel et moral du peuple, il lui
faut surtout de bonnes lois particulières, qui favorisent les relations des citoyens entre eux, et rendent l'exercice des professions moins pénible ; il
lui faut une industrie florissante, qui donne l'ai-

sance à tous ; des établissements publics fortement organisés, où chacun trouve des aliments pour son activité, des lumières pour son intelligence, une protection efficace pour ses intérêts. Ce but n'est pas hors de la portée d'un gouvernement sage , et loin de l'en détourner par une hostilité systématique, on devrait lui indiquer les moyens d'utiliser, pour l'atteindre, la puissance dont il dispose.

Telles sont les considérations sous l'empire desquelles nous avons abordé le sujet qui va nous occuper. Parmi les améliorations, que prescrit l'intérêt public, il nous a semblé qu'on ne devait point placer en dernière ligne celles qui concernent la médecine. Les abus dont cette profession fourmille , les lacunes considérables qu'elle laisse à remplir sont également funestes à ceux qui s'y adonnent et à ceux pour lesquels elle s'exerce. Le public et les médecins aspirent avec une égale ardeur à des réformes dont on sent plutôt le besoin qu'on n'en entrevoit la possibilité. Des projets de loi sur cet objet ont été discutés au sein des Académies et dans les ministères; mais, négligeant à tort les causes premières et fondamentales, ils ne proposaient que des mesures partielles , sans étendue, et dès lors sans efficacité. C'est pour tâcher de suppléer à cette insuffisance, que nous avons soigneusement médité les diverses questions qui se rattachent à l'organisation médicale. Nous avons fait de nombreuses remarques, signalé beaucoup d'imperfections ou totalement inaperçues , ou faiblement senties jusqu'à nos jours ; et nous avons cru opportun d'apporter notre pierre à l'édifice, notre contingent de réflexions et d'idées sur cette question importante, à une époque où les Chambres vont être saisies peut-être d'un projet d'organisation, enseveli depuis dix années dans la poussière des cartons ministériels.

Les liens étroits qui unissent la pharmacie à la médecine ne nous ont pas permis de rester étranger aux débats qui naguère ont été soulevés parmi les pharmaciens ; et nous avons incidemment fait ressortir, sur les abus qui la souillent et les perfectionnements qu'elle est susceptible de recevoir, quelques données, qui nous paraissent de nature à satisfaire toutes les exigences, et notamment celles du public, dont les intérêts ont été le principal mobile de ce travail.

Suivre un ordre absolument méthodique était impossible, en raison de la nécessité de rattacher certains faits les uns aux autres. Nous avons adopté, cependant, une division générale. Le rôle et les conditions d'existence du médecin dans la société seront indiqués d'abord ; puis, après avoir décrit l'état actuel de l'organisation médicale en France, nous en ferons ressortir les vices d'une manière plus spéciale. Cette transition nous conduira naturellement à discuter la valeur et l'opportunité des améliorations en projet ou accomplies déjà ; enfin, sans franchir les limites d'une application possible, nous indiquerons les moyens de réformes à l'aide desquels la médecine peut réaliser les destinées utiles et brillantes qu'elle porte dans ses flancs féconds.

CHAPITRE PREMIER.

DES CONDITIONS D'EXISTENCE DU MÉDECIN DANS LA SOCIÉTÉ.

On l'a dit, la profession médicale est un véritable sacerdoce. Consacrer ses efforts à la guérison des hommes, les ravir à une mort prématurée, étendre pour eux le chemin si court de la vie et la route plus restreinte encore du bonheur, n'est-ce point en effet participer à l'œuvre de Dieu ? Cela est vrai; mais ce qui ne l'est pas moins, c'est qu'une si haute mission exige du médecin des qualités personnelles, que le plus souvent il n'est pas en son pouvoir d'acquérir, et de plus, qu'il trouvât dans les circonstances extérieures des appuis, qui lui manquent presque toujours.

La science des maladies est si vaste et si compliquée, tant d'écueils entourent la pratique, que ce qu'il faut y apporter d'intelligence, de savoir, de vertus morales, est immense. Une vocation impérieuse, de l'ardeur au travail, des dispositions naturelles développées par des études laborieuses, de la rectitude dans le jugement, de la maturité dans l'esprit, une vive pénétration dans le coup d'œil, de la précision dans les connaissances sont d'indispensables conditions.

La capacité, toutefois, serait stérile sans les œuvres. Dans le traitement des maladies, le zèle,
l'activité ne sont pas moins indispensables que le
talent. La nuit, le jour, à toute heure, à tout instant,
sans souci de son repos, de ses convenances, de ses
intérêts, le médecin appartient à son malade. L'appui de la souffrance, il est le serf de l'humanité :
le pauvre et le riche ont des droits égaux à sa sollicitude ; la gravité du mal est l'unique mesure de
son dévouement ; la gloire de sa profession, son
principal mobile ; le sentiment d'un devoir rempli,
sa plus précieuse récompense.

Indépendamment de ces qualités, il en est d'autres, qui procurent à leur possesseur un ascendant
légitime et mérité. La confiance des familles ; leur
exactitude à remplir les prescriptions, la docilité
des patients à les suivre, l'éloignement des uns et
des autres à céder à de funestes conseils, tout cela
dépend souvent de l'autorité qu'ont conquise au
médecin la dignité de sa personne, la générosité de
ses sentiments, la délicatesse de ses procédés, sa
patience dans les obstacles, son courage dans les
dangers, la fermeté de caractère et le sang-froid
qu'il sait manifester au besoin, sa réserve dans les
cas difficiles, sa discrétion à l'égard des plaies d'intérieur dont il est le témoin, ou des secrets qu'on
lui confie, sa bienveillance envers tous, et peut-être
aussi la supériorité et l'étendue des diverses connaissances qu'il a puisées dans une observation
constante de la nature, dans de fortes études philo-
sophiques et littéraires. Telles sont les véritables

bases de la réputation du médecin et du succès de son ministère.

Notre nature égoïste et faible est bien éloignée du type exceptionnel dont nous venons d'indiquer les perfections. Prêcher une abnégation impossible, proposer de magnifiques exemples, ne suffit point pour élever les hommes à une si grande hauteur. Prescrire à un paralytique de marcher, c'est lui en donner l'envie et non le pouvoir. Il en est ainsi du médecin : sa volonté a besoin, moins d'un stimulant, qui le dirige que d'une force qui le soutienne. Il importe que cette volonté ne soit point affaiblie par le découragement, énervée par la résistance.

L'homme est naturellement enclin à la générosité et à l'indépendance ; mais ce double sentiment s'altère quand il est aux prises avec les nécessités de la vie ; son âme ne tarde pas à s'avilir dans les luttes de l'intrigue et de la cupidité. L'aisance est donc une condition essentielle au médecin, une garantie qu'il conservera intacts sa dignité et son honneur. Malheur ! s'il en vient à considérer sa profession comme un métier, ses clients comme une marchandise. Dès lors, voué au culte du gain qui dessèche le cœur, il ne verra plus dans les infortunés, dont le salut lui est confié, des victimes à défendre, mais des objets à exploiter. Sa sollicitude, réservée à l'or de l'opulence, sera stérile pour la pauvreté. Au lieu de développer son intelligence, de fortifier sa pensée, d'amasser, à force de recherches, de veilles, de travaux studieux et persévérants, un trésor de savoir et d'expérience, il se livrera aux calculs de l'industrie, aux manœuvres du charlatanisme; et demandera à ces moyens honteux l'accroissement de sa fortune et l'éclat de sa réputation.

La seule nécessité de se produire engendre en partie ces inconvénients. C'est d'elle que vient cette rivalité funeste qui, en médecine surtout, est une source à la fois de scandales et de dangers; car elle jette la discorde entre des confrères qui, pour le bien des malades, devraient vivre en harmonie: elle s'attaque à la confiance, auxiliaire qui ajoute une si grande puissance à la vertu des médicaments.

Cette confiance ne s'impose pas; et, malheureusement, le talent et le mérite ne suffisent pas toujours pour l'acquérir et la conserver. Une suite fatale de revers fait souvent perdre, en un instant, le fruit de plusieurs années de zèle et de persévérance. Pourtant, on se fait, à l'égard de la confiance, des idées fausses et exagérées. Il faut, dans les difficultés de l'obtenir, ou dans les risques de la compromettre, faire une large part à la rivalité. Sans ce dissolvant redoutable, en effet, la confiance peut naître et s'entretenir, malgré des conditions tout-à-fait défavorables. La réputation d'un médecin représente, quelquefois, moins le degré de sa science, que celui de la nécessité de ses services; son ascendant se maintient et augmente quand personne n'a intérêt à le décrier; on jette un voile sur ses revers, qui sont promptement oubliés; ses succès grandissent personnifiés dans les malades qu'il a guéris.

La rivalité, il est vrai, se justifie ; la passion est un mobile comme la vertu. Jusqu'à un certain point, l'intérêt peut tenir lieu de dévouement. On redouble d'activité à mesure qu'on craint davantage pour son crédit ; mais cette crainte, elle-même, n'est pas toujours aussi salutaire ; elle affaiblit, au contraire, au lit du malade, la présence d'esprit du médecin, et peut le jeter, à l'égard des phénomènes de la maladie et du traitement, dans une périlleuse irrésolution. D'ailleurs, dans une profession, où les plus grandes réputations ont souvent leur origine dans de mauvais résultats habilement dissimulés, la rivalité produit moins une émulation réelle et efficace, dont le principe réside dans de nobles sentiments, qu'une ostentation stérile d'empressement et de zèle.

Ces considérations montrent assez ce qui convient, pour que le médecin puisse exercer dans la société une action irréprochable et complète. Une indépendance de position qui lui concilie le respect et la confiance, et le mette à l'abri des taquineries hostiles, ne lui est pas moins indispensable que la science profonde, la probité active et la parfaite convenance des procédés.

Or, la santé est le premier des biens. Celui qui l'a perdue ne saurait rechercher avec trop de discernement l'homme auquel il doit en confier le rétablissement. Mais si le discernement lui manque, si, par la position qu'il occupe, la localité qu'il habite, diverses circonstances, qu'il n'est pas besoin de préciser et qui se présentent tous les jours, il n'a

pas la possibilité de faire un choix éclairé, ne serait-il pas à désirer que chaque médecin présentât
toutes les garanties que nous venons d'énumérer,
afin qu'en aucun cas ce choix ne pût être malheureux ?

L'intervention du gouvernement est marquée
par ces circonstances. Je ne parlerai point du personnel médical, qui a un droit sacré à sa protection
et auquel des services honorables devraient valoir
une existence facile et considérée. Mais l'état sani-
taire du peuple lui importe à un double titre.
N'est-il pas évident, en effet, que la santé publique contribue singulièrement à assurer la prospérité et le bonheur de la nation? Que de calamités
domestiques seraient épargnées s'il existait, en tous
lieux, des médecins dignes de ce nom ! Dans ces infirmités et ces santés débiles, qui font le désespoir
des individus, dans ces maladies longues et ces
mortalités, qui apportent la ruine et la désolation
aux familles, quelle part ne doit-on pas faire à l'i-
gnorance et aux mauvais soins? Si la société est affaiblie de ces pertes, si tant d'êtres rabougris et
valétudinaires, qui ont puisé dans l'hérédité un
germe de corruption ou de faiblesse, la surchar-
gent au lieu de l'affermir, si les épidémies exercent
parfois de si grands ravages, si les ressources de
l'hygiène, capables de les empêcher de naître ou d'en
restreindre les effets, ont été jusqu'ici peu connues
et mal appliquées, n'est-ce pas en partie aux mêmes causes qu'il faut encore attribuer ces résultats ?

Le gouvernement a donc ici une mission d'autant plus essentielle à remplir, qu'il s'agit pour la société d'intérêts plus considérables; il lui appartient de pourvoir à ce que ceux qui doivent être chargés du soin de la santé publique, se trouvent, à tous égards, à la hauteur d'une si grande tâche. En cherchant à déterminer les conditions qui pouvaient rendre cette tâche fructueuse, nous avons eu surtout pour but de signaler les points sur lesquels devait se porter particulièrement la sollicitude du pouvoir; ces points, les voici:

Puisque, pour aborder l'étude de la médecine, on ne saurait posséder des facultés intellectuelles trop élevées, un goût trop prononcé pour cette profession, le pouvoir, écartant sans pitié les médiocrités, doit n'en permettre l'entrée qu'à des natures d'élite; il doit, afin d'imprimer à l'instruction médicale la plus vigoureuse impulsion, ouvrir sans réserve aux élèves toutes les sources de la science et de la pratique, stimuler, diriger leur ardeur. La part que nous avons reconnue aux qualités morales, indique également que ce côté si important de l'éducation générale mérite d'occuper une large place dans un bon système d'enseignement médical. Enfin, des obstacles sérieux, ayant leur principe dans l'appât de la fortune ou les tourments de la rivalité, peuvent nuire à l'exercice de la médecine; il faut s'efforcer de les aplanir ou de les faire disparaître, en combinant un ensemble de mesures telles que, sans affaiblir et en développant, au contraire, puissamment l'émulation, tout désir d'un gaspillage, toute rivalité, deviennent impuissants. Oui, ce sont les résultats que l'ambition du pouvoir doit se proposer d'obtenir. Peuvent-ils être obtenus ? par quels moyens ? Ces résultats existent-ils ? La société est-elle en voie de les poursuivre ? C'est ce que nous verrons bientôt.

CHAPITRE II.

DE L'ÉTAT ACTUEL DE LA MÉDECINE EN FRANCE.

On distingue en France la médecine civile et la médecine militaire. Celle-ci ne devant point nous occuper, la première seule, traitée sous le double rapport de l'enseignement et de l'exercice, fera l'objet de cette exposition.

§ 1. De l'Enseignement.

Trois facultés, siégeant à Paris, à Montpellier et à Strasbourg, sont chargées, chacune dans leur ressort, de l'enseignement médical. A part leur importance, qui est différente, l'organisation et les droits de ces facultés sont les mêmes. Elles se composent de la réunion des professeurs et délibèrent sur toutes les questions qui intéressent les études médicales. Le doyen, qui en est le chef, en dirige l'administration et la police.

Dans l'école de Paris, que nous prendrons pour

modèle, parce qu'elle est la plus considérable et la mieux pourvue de ressources, on compte dix-huit chaires occupées par vingt-six professeurs, et constituées ainsi qu'il suit :

1° *Anatomie*, un professeur ; 2° *Physiologie*, un professeur ; 3° *Anatomie pathologique*, un professeur ; 4° *Chimie médicale*, un professeur ; 5° *Physique médicale*, un professeur ; 6° *Pharmacie et chimie organique*, un professeur ; 7° *Hygiène*, un professeur ; 8° *Histoire naturelle médicale*, un professeur ; 9° *Opérations et appareils*, un professeur ; 10° *Pathologie chirurgicale*, deux professeurs ; 11° *Pathologie médicale*, deux professeurs ; 12° *Pathologie générale et thérapeutique*, un professeur ; 13° *Thérapeutique et matière médicale*, un professeur ; 14° *Médecine légale*, un professeur ; 15° *Accouchements, maladies des femmes en couches et des enfants nouveau-nés*, un professeur ; 16° *Cliniques médicales*, quatre professeurs ; 17° *Cliniques chirurgicales*, quatre professeurs ; 18° *Clinique d'accouchements*, un professeur.

Tous les cours, à l'exception de ceux de clinique qui se font dans les hôpitaux les plus rapprochés, sont professés à l'école. Le professeur parle seul ; les élèves écoutent, prennent des notes ou figurent comme simples témoins aux démonstrations ou aux expériences que le cours nécessite. Dans les hôpitaux, ils suivent de la même manière la visite des malades, qui précède la leçon clinique, et assistent à l'ouverture des cadavres.

L'emplacement de l'école comprend, outre l'amphithéâtre des cours, le logement du doyen, les bureaux, une salle des séances, et diverses pièces consacrées soit aux préparations et aux examens, ou à la bibliothèque et aux collections d'anatomie, d'histoire naturelle, d'appareils et d'instruments de physique et de chirurgie, etc. La Faculté possède aussi, non loin de là, un établissement annexe, dit *Ecole pratique*, où se font les dissections et des cours particuliers; et un jardin botanique, sur lesquels nous reviendrons tout à l'heure.

Les professeurs sont rétribués par l'université, d'où relève la Faculté de médecine. Ils logent en ville, à leurs frais. La plupart, indépendamment de leurs fonctions, sont chargés d'un service d'hôpital et se livrent aux soins d'une clientelle nombreuse.

Les élèves ont également en ville leur habitation, qu'ils choisissent d'ordinaire dans les rues adjacentes; ils y vivent en particulier dans l'indépendance la plus absolue.

L'année scolaire commence au 1er novembre et finit au 31 août. Elle se divise en semestre d'hiver et semestre d'été, ayant chacun des cours qui leur correspondent.

Les matières de l'enseignement sont réparties en quatre années. On délivre à chaque élève une carte, donnant *droit* d'entrée aux cours de l'année dans laquelle le classe le temps de ses études. Cette formalité est maintenant devenue sans objet, et les élèves fréquentent à peu près à leur gré tous les cours qui leur plaisent.

Le personnel médical se compose des docteurs en médecine et en chirurgie et des officiers de santé, auxquels on peut joindre les sages-femmes et les dentistes. La position de ceux-ci est mal définie; quant aux autres, voici les conditions qu'ils doivent remplir.

Les docteurs en médecine et en chirurgie sont tenus à toutes les connaissances enseignées. Chaque trimestre, ils prennent une inscription, cotée 50 f., ce qui complète pour les quatre ans le nombre de 16. On ne peut se faire inscrire comme docteur, sans justifier du double grade de bachelier ès-lettres et ès-sciences. Néanmoins on tolère la prise des quatre premières inscriptions avant la production de ce dernier. Il faut subir cinq examens et la thèse, qui confère le titre. Chacun des examens se passe d'après l'ordre des inscriptions, le premier sur les sciences physiques et naturelles, le second sur l'anatomie et la physiologie, le troisième sur le diagnostic et le pronostic des maladies, le quatrième sur la pharmacologie, la matière médicale, la médecine légale et les accouchements; enfin le cinquième, qui les résume tous, sur la médecine et la chirurgie pratique. Dans chaque examen, l'élève est interrogé en public et séparément par trois juges. Cet examen dure en tout 40 minutes. Un petit nombre de candidats sont repoussés. Le refus prive de la faculté de prendre l'inscription suivante. Le nom des élèves admis est inscrit sur une liste affichée en public avec une note, indiquant la manière dont l'épreuve a été subie. Ces notes sont ainsi con-

çues : *médiocrement satisfait, satisfait, bien satisfait,
très-satisfait, extrêmement satisfait.* La thèse revient à plus de 300 fr.; elle est l'objet d'une discussion publique, d'une heure, entre l'auteur et trois
ou quatre des cinq juges qui l'examinent. L'exemple
d'un ajournement à cette dernière épreuve est fort
rare. Naguère encore, le sujet des thèses était aban-
donné au choix des candidats. Les abus auxquels
donnait lieu cette faculté l'ont fait supprimer. Aujourd'hui, on tire au sort quatre questions, dont la
forme se dérobe, jusqu'à un certain point, au plagiat et force à un travail réel. Néanmoins, il n'est
pas interdit de traiter des sujets particuliers, qui
pourraient présenter quelque intérêt. Au contraire,
on permet alors de résumer en propositions générales les développements des questions d'ordre. Les
notes publiques, qui caractérisent le mérite des
épreuves sont également d'usage pour les thèses.

Les mesures projetées, relativement à l'institution
des officiers de santé, doivent profondément modifier, en attendant qu'on le supprime tout à fait, la
constitution de ce second ordre de la hiérarchie médicale. Jusqu'à présent, il y a eu dans l'instruction
et le mode de réception des officiers de santé un
manque d'uniformité et des vices déplorables. On
n'a exigé d'eux aucune preuve préalable de notions
littéraires et scientifiques. Ils sont indifféremment
reçus, ou par un jury séant à la faculté et composé
de trois professeurs, ou par les jurys médicaux de
département, composés de deux médecins du lieu
et d'un professeur délégué, qui les préside. Six ans

de noviciat sous un docteur, ou cinq ans dans un hospice plus ou moins sûrement constatés par des certificats ; quatre ans et demi d'études médicales dans une école secondaire, ou trois ans dans une faculté attestées par douze inscriptions trimestrielles de 30 f. chacune, donnent droit de se présenter aux examens. Ceux-ci, au nombre de trois seulement, et portant le premier sur l'anatomie, le second sur la chirurgie, les accouchements, l'usage des instruments portatifs et l'application des appareils ; le troisième sur la médecine et les connaissances les plus usuelles de la pharmacie, sont subis en trois jours successifs. Tel est l'état des choses. Il faut néanmoins ajouter qu'une décision universitaire, sanctionnée par le roi, donne un commencement d'exécution à l'une des réformes futures les plus importantes. Il n'est plus permis aujourd'hui de prendre d'inscription d'officier de santé dans les Facultés sans produire le diplôme de bachelier ès-lettres.

Les sages-femmes sont reçues à l'école d'accouchement ou dans les Facultés. A l'école d'accouchement, elles doivent passer au moins un an, comme pensionnaires, au prix de 600 fr. Elles y suivent deux cours : l'un d'hiver, l'autre d'été, sur la théorie et la pratique de leur art, après quoi elles peuvent subir l'examen qui donne droit au diplôme. Pendant leur séjour, elles sont sans cesse surveillées, dirigées, exercées. On leur enseigne aussi la vaccination, la saignée, la connaissance des plantes, dont l'usage convient aux femmes enceintes et en couches. Dans les Facultés, les sages-femmes sont soumises à deux examens, devant trois professeurs. Pour y être admises, elles doivent justifier de deux cours du gouvernement, suivis avec assiduité. Ces réceptions, rares autrefois, sont devenues plus communes à Paris, depuis qu'un cours gratuit d'accouchement pour les élèves sages-femmes a été institué à l'hospice des cliniques.

Nous venons de faire connaître dans son expression la plus simple, le mécanisme de notre enseignement médical. Il nous reste à passer en revue diverses institutions que la faculté a créées, et certains moyens dont elle dispose, soit pour étendre l'instruction ou la rendre plus directe, soit pour provoquer et entretenir chez les maîtres et les élèves une émulation qui doit tourner au profit de la science et de l'humanité.

1º L'agrégation a été fondée sous l'empire de cette double pensée : les agrégés font partie de la Faculté, et ont à tour de rôle droit de présence rétribuée aux examens. Ils remplacent au besoin les professeurs absents ou malades, et sont dans l'obligation, sinon absolue, du moins morale, et rarement ils s'en affranchissent, de faire annuellement un ou plusieurs cours publics et gratuits, cours nécessairement élémentaires, et qui permettent aux professeurs de donner à ceux de la Faculté une forme scientifique et plus générale. Les agrégés puisent dans ce fécond exercice, dans leur commerce incessant avec les supérieurs et les élèves, le savoir et l'aptitude dont ils peuvent avoir

besoin par la suite ; car d'ordinaire c'est dans leur
rangs que le professorat se recrute. Ils sont nommés
pour neuf ans. Jusqu'ici, on leur avait imposé trois
ans de stage, et leur temps était réduit à six années
d'exercice ; de sorte qu'on reconnaissait des agrégés stagiaires, des agrégés en exercice et des agrégés libres. Le stage maintenant n'existe plus. Le
renouvellement s'opère tous les trois ans. Le nombre des agrégés est de 36, partagés en trois sections ; savoir : 15 pour la médecine, 12 pour la
chirurgie, et 9 pour les sciences accessoires.

2° Les cours des agrégés ont lieu dans les amphithéâtres de l'école pratique, et sur le même plan
que ceux des professeurs, c'est-à-dire que le maître
parle et que les assistants écoutent. Néanmoins,
les agrégés ne possèdent pas le monopole exclusif
de ces amphithéâtres. Les autres médecins y sont
admis, moyennant autorisation du ministre, à faire
des leçons particulières ou publiques. Dans les leçons particulières, auxquelles la plupart des agrégés s'adonnent eux-mêmes, il y a souvent communication entre le maître et les élèves.

Le local de l'école pratique comprend aussi les
pavillons de dissection. Il y a un chef, des prosec-
teurs et des aides, chargés de diriger les travaux
anatomiques ; mais, en réalité, ces directeurs ne
dirigent rien. Chaque jour, les sujets destinés aux
dissections arrivent des différents hôpitaux, et la
distribution s'en fait aux élèves d'après leur rang
d'inscription, sur un registre particulier. Cinq
élèves doivent être inscrits pour qu'un sujet leur

soit délivré. Tantôt, guidés par un d'entre eux plus avancé, ils étudient en commun un ou plusieurs systèmes d'organes; d'autres fois, chacun s'empare de son membre ou d'une partie quelconque, dont il use à son gré et suivant sa force. Il n'est pas rare de rencontrer, après quinze à vingt jours de séjour sur les tables, des débris considérables de cadavre putréfiés, et devenus tout à fait inutiles. Pourtant il est juste d'observer qu'un grand nombre de jeunes gens, sentant leur insuffisance, font des sacrifices pour étudier sous un de ces anatomistes exercés, qui se consacrent à la direction particulière des études anatomiques. Bien que tous les élèves soient admis indistinctement dans les cours et dans les salles de dissection, quelques-uns, cependant, portent le titre d'élèves de l'école pratique et jouissent de certains priviléges, tels que de choisir les premiers parmi les sujets délivrés pour la dissection, et d'être exercés aux manipulations chimiques dans un laboratoire particulier, auquel les soins de M. Orfila ont donné tout récemment une extension et une activité nouvelles. Les élèves de première et de seconde année, sans distinction, peuvent fréquenter ce laboratoire. Les élèves de l'école pratique, au nombre de 150, sont nommés pour trois ans et se renouvellent par 50 chaque année, ce qui les constitue nécessairement en trois sections.

3° La Faculté fournit encore, pour le service des hôpitaux civils, des élèves qui, selon leur rang et leur position, prennent le titre d'externes, d'internes et de chefs de clinique. Les externes, dont la durée des fonctions est limitée à trois années, et qui doivent justifier d'au moins un an d'études préalables, font, sous la direction des médecins des salles et des internes, ce qu'on appelle la chirurgie ministrante. Ils pratiquent les saignées, établissent les exutoires et procèdent aux pansements ordinaires. Ils sont tenus de suivre la visite de leurs malades, soit pour recevoir les recommandations du médecin, ou pour lui procurer, au besoin, des renseignements. Leur nombre, dans chaque service, est proportionnel à celui des malades qu'on y reçoit. A Paris, sur à peu près 1,200 élèves inscrits à la Faculté, il y en a environ 400 employés comme externes. A l'exception des hôpitaux excentriques, où ils ont un logement, ils habitent hors de l'établissement. Ils ne recevaient naguère aucuns appointements. Le conseil général des hôpitaux vient de leur allouer une légère indemnité. — Les fonctions d'internes exigent des notions pratiques assez étendues ; elles durent de deux à quatre ans. Pour les obtenir, il faut avoir fait au moins deux ans d'études, dont un comme externe. Le plus souvent, les internes ne sont nommés qu'à la troisième et quatrième année, et après deux ou trois ans d'externat. Ils sont préposés, sous les ordres du médecin, à la surveillance des malades et à la bonne administration du traitement. Ils obvient, en son absence, à toutes les éventualités ; soit que dans les maladies il survienne des complications graves et inattendues, soit que de nouveaux

malades réclament des secours instantanés. C'est
pour cela qu'un service de garde, rempli à tour de
rôle par les internes, a été établi dans chaque hôpital. A la visite, ils rendent compte au médecin de
ce qui s'est passé, à l'égard de chaque malade. Ils
recueillent les observations, participent aux grands
pansements, s'ils ne les font eux-mêmes, servent
d'auxiliaires dans les opérations chirurgicales, et
pratiquent les ouvertures de cadavres. Cet exercice
par anticipation, réfléchi et nécessairement éclairé,
communique aux internes, choisis d'ailleurs parmi
les élèves les plus capables, une précision de connaissances et un aplomb, qui leur assurent dans le
corps médical une place toujours distinguée. Les
internes sont logés dans l'hôpital, où ils vivent en
partie, et perçoivent, en outre, un traitement de
400 fr. On en compte ordinairement un, pour chaque salle; et la totalité, pour les différents hôpitaux
de Paris, s'élève de 100 à 120.

Les chefs de clinique sont des docteurs en médecine nommés sur présentation, pris en général parmi
les élèves qui ont achevé leur internat, et remplissant auprès des professeurs de clinique médicale et
d'accouchement un rôle analogue à celui des internes, seulement dans une sphère plus élevée. Il n'y
en a point dans les cliniques chirurgicales. Non-
seulement, ils recueillent les observations et les
coordonnent dans la vue du résumé du cours; mais
interrogeant d'avance les malades entrants, ils transmettent le résultat de leur examen au professeur,
dont ce travail préparatoire abrège et facilite la tâ-

che, ils tiennent à la disposition de celui-ci les faits sur lesquels la leçon doit s'étendre; ils l'aident dans ses recherches et ses expériences, et doivent surtout prendre une part active aux travaux de publication destinés à faire connaître le mouvement clinique, les cas et les résultats importants dont la pathologie et la thérapeutique attendent leur perfectionnement. Les chefs de clinique habitent la ville, font une seconde visite le soir. Leur traitement est de 500 fr., et la durée de leur exercice de deux années.

4° Le principe du concours est adopté pour la nomination aux divers grades. Il y a, néanmoins, exception à cette règle, à l'égard du doyen, qui est élu pour 5 ans, par voie de scrutin entre les membres de la Faculté et peut être choisi de nouveau à l'expiration de ses fonctions.

Le jury du professorat est composé de 12 membres dont 7 sont compris dans la Faculté même, et 5 désignés par l'élection, au sein de l'Académie. Pour concourir, il faut être âgé de 25 ans au moins, et avoir été reçu, suivant la chaire, docteur en médecine ou en chirurgie. On tient compte aux candidats de leurs travaux, titres et services antérieurs. Ils ont quatre épreuves à subir. La première consiste dans une composition écrite pour laquelle sept heures sont accordées, et qui doit être lue publiquement devant le jury; la seconde et la troisième en deux leçons orales, d'une heure, l'une après trois heures de préparation secrète, l'autre après vingt-quatre heures de préparation libre. Enfin la dernière est une thèse imprimée, qui doit être achevée en douze jours, et sur laquelle l'auteur est argumenté, deux heures durant, par quatre de ses compétiteurs. Chaque épreuve est jugée séparément. On consacre ensuite une séance définitive à apprécier comparativement les divers genres de mérite; puis un scrutin est ouvert. Les juges déposent isolément leur bulletin, et le candidat qui réunit la majorité des suffrages est élu professeur. En cas de partage égal des voix, celle du président fait pencher la balance.

Les mêmes formes sont observées dans les concours de l'agrégation; seulement les exigences sont moindres. Là aussi les candidats doivent être docteurs, et l'on prend en considération de fait, si non de droit, les antécédents. Il n'y a qu'une leçon orale précédée de trois heures de méditation et qui dure quarante minutes. La thèse est également soutenue contre quatre argumentateurs. Il n'y a que sept juges dont cinq professeurs et deux agrégés. La nomination a lieu à la majorité absolue des suffrages.

- Pour les chefs des travaux anatomiques et chimiques, les professeurs et les aides de chirurgie, d'anatomie, etc., on substitue à l'une des épreuves, des préparations de dissection ou des manipulations chimiques.

Ce n'est qu'après une année d'études qu'on peut concourir pour l'école pratique. Le jury se compose de cinq membres, trois professeurs et deux agrégés. Les candidats traitent par écrit une question élé-

mentaire commune à tous, et subissent un examen
individuel d'environ dix minutes, après quoi les
juges procèdent au choix et au classement de ceux
qui ont mérité d'être admis.

Le concours pour les externes et internes dérive
de l'administration des hôpitaux et non de la Faculté. Les membres du jury, au nombre de cinq et
de sept appartiennent au personnel médical de ces
établissements, médecins et chirurgiens d'un service ou du bureau central. Les aspirants sont soumis à deux épreuves, l'une écrite, l'autre verbale. Ils
ont quatre heures pour composer la première, qu'ils
lisent devant le jury; quant à la seconde, ils parlent sur un sujet tiré au sort, les externes pendant
cinq minutes, les internes pendant dix, ceux-ci,
après une demi-heure, ceux-là après un quart
d'heure de méditation.

5° La Faculté, dans une séance solennelle, qui
ouvre l'année scolaire, décerne plusieurs prix: 1° Celui de l'École pratique, au meilleur travail sur un
sujet proposé; 2° Le prix Monthyon, destiné en général aux internes, pour le plus remarquable travail sur la maladie qui a dominé l'année précédente; 3° Le prix Corvisart, sur une question clinique, auquel élèves et médecins peuvent égale-
prétendre; 4° Enfin le prix des sages-femmes. On
s'étonne à bon droit du petit nombre de ces prix, et
surtout de ce qu'on n'ait fondé aucune récompense
pour ceux d'entre les élèves, qui, dans le cours de
leurs études, ont fait preuve de capacité et de zèle.

6° La bibliothèque, qui renferme tous les écrits

anciens et modernes , na tionaux et étrangers , su^r les diverses branches de la science, offre aux élèves et aux médecins une vaste source d'instruction et de recherches. Elle est ouverte de 11 à 3 heures. Malheureusement ce temps c oincide avec celui de la plupart des cours, qui se font à la Faculté età l'école pratique.

7⁰ Les Muséum d'anatomie et d'anatomie pathologique, les cabinets des instruments et des appareils de chirurgie et de physique, celui des substances médicamenteuses, peuvent être visités aux mêmes heures. L'esprit se figure aisément tout ce que ces lieux doivent contenir de curieux et d'utile. Ici, des pièces d'anatomie naturelles et artificielles, habilement préparées, montrent l'homme dans l'ensemble et les rapports, dans les moindres détails et les anomalies sans nombre de sa merveilleuse organisation ; là sont exposées dans un ordre méthodique l'immense variété des altérations organiques, produit funeste des maladies. Plus loin l'histoire de l'art chirurgical et de l'obstétrique est empreinte dans les formes de ces instruments imaginés ou perfectionnés aux différentes époques. On apprend, dans cette salle, par l'étude du mécanisme de leurs instruments, à pénétrer les difficiles secrets de la physique et de la chimie. Dans cette autre, enfin, l'examen répété à volonté, d'objets aussi faciles à oublier qu'essentiels à connaître, fixe d'une manière durable dans la mémoire l'idée de leurs propriétés.

8⁰ Le jardin botanique vient en aide aux leçons

du professeur. Il est à la disposition des élèves à partir du 1re avril, jusqu'à la fin de l'année scolaire. Les plantes y sont classées d'après la méthode naturelle, et l'on a particulièrement eu soin d'y réunir toutes celles dont l'expérience a consacré l'utilité en médecine.

9° C'est ici le lieu de parler des *écoles secondaires*. Les ressources que fournit à l'étude médicale la pratique des hôpitaux de nos principales villes, étaient trop précieuses pour avoir dû être négligées. En fait, les écoles secondaires existaient depuis longtemps ; mais l'état précaire de la plupart d'entre elles, par l'insuffisance du personnel et des moyens, et les titres équivoques des élèves qu'elles avaient formés, appelaient des changements que, grâce à l'active intervention de notre doyen, le gouvernement s'est mis en devoir de réaliser. Les écoles secondaires réunissent le double enseignement de la médecine et de la pharmacie. Il y a huit chaires remplies par 6 professeurs titulaires et deux professeurs adjoints, dont le minimum de traitement est de 1500 fr., pour les premiers, de 1000 fr. pour les seconds. La chimie et la pharmacie, l'histoire naturelle et la matière médicale, l'anatomie et la physiologie, la clinique et la pathologie internes et externes, les accouchements, les maladies des femmes et des enfants, telles sont les matières qu'on expose dans ces chaires. Le ministre nomme les professeurs sur une double liste présentée, l'une par l'école secondaire, l'autre par la Faculté. Il y a en outre, un chef des travaux anatomiques, un professeur et un préparateur, rétribués, celui-là 500 f., ceux-ci 250 fr. Le service des hôpitaux est également fait par des internes et des externes. Les élèves prennent des inscriptions trimestrielles dont le taux est de 35 fr. Les diplômes de bachelier ès-lettres et ès-sciences ne sont point exigés pour se faire inscrire. La durée des études dans les écoles secondaires est en général de deux années ; quoiqu'elles puissent se prolonger davantage. Les inscriptions prises dans ce laps de temps ont la même valeur que celles des facultés ; au-delà de ce terme, elles ne comptent plus que pour les deux tiers. Les écoles secondaires, ainsi organisées, comportent certainement de grands avantages ; mais elles nous paraissent aussi recéler quelques inconvénients. Les uns et les autres seront de notre part l'objet d'un sérieux examen.

10° L'enseignement ne se borne pas à former des élèves. Favoriser les progrès de la science et répandre partout ses lumières en est aussi une condition essentielle. A ce titre, deux puissants moyens de développement et de propagation de nos connaissances ont leur place marquée dans ce chapitre, quoique ayant une action propre et indépendante de la Faculté. Ces moyens sont les sociétés médicales et les journaux.

La médecine compte à Paris et dans les principales villes de France plusieurs de ces sociétés. Toutes fournissent leur contingent à l'œuvre, mais sans qu'aucun lien les rattache entre elles. Ce que nous allons dire de l'Académie royale de médecine, la plus importante sans contredit, donnera une idée suffisante des autres sociétés, organisées en partie sur le même plan. L'Académie se compose de trois ordres de membres : les titulaires, les associés et les correspondants. Ces derniers, dont le titre constitue plutôt une distinction honorifique due à la réputation, ou un encouragement pour d'utiles communications, qu'il n'indique des relations réelles, sont en nombre indéterminé. Celui des titulaires, aujourd'hui d'environ 140, devra être successivement réduit à 100. Pour cela, une nomination n'a lieu qu'après trois extinctions. Les titulaires seuls ont droit de prendre une part directe aux travaux de l'Académie. Ils sont partagés en 11 sections, chacune correspondant à une spécialité de la science. La pharmacie et la médecine vétérinaire y ont leurs représentants. Aucun des membres ne reçoit de traitement ; ils trouvent une certaine compensation dans la considération qui se rattache à leur personne. L'Académie tient régulièrement ses séances ordinaires le mardi de chaque semaine, de 3 à 5 heures. On y lit d'abord le compte-rendu de la séance précédente ; on communique ensuite la correspondance, qui consiste en envois de journaux ou d'ouvrages imprimés, en lettres ministérielles, qui provoquent l'avis de la société sur toutes les questions concernant la médecine ou la santé publique ; enfin en manuscrits qu'on soumet à son jugement. Les personnes qui ont des travaux originaux à faire connaître sont alors appelées à les lire. Si cette personne est un membre de l'Académie, la discussion s'engage immé-

diatement sur sa communication ; si elle y est étrangère, son travail est renvoyé à une commission
chargée de l'examiner et de faire son rapport. Ce
rapport devient, au besoin, l'objet des observations
et des critiques de l'Académie, qui en adopte, re-
jette ou modifie les conclusions. Indépendamment
de ces commissions, que j'appellerai *accidentelles*,
l'Académie a des commissions temporaires et permanentes : temporaires, lorsqu'une question vitale
pour la science ou pour le corps médical vient à
être soulevée ; permanentes, quand les faits, dont
elles s'occupent, sont de nature à se renouveler sans
cesse avec le même intérêt : ainsi celles des épidémies et des épizooties, de vaccine, des eaux miné-
rales, des remèdes secrets, etc., qui présentent
annuellement à l'Académie le résultat de leurs
travaux. Il est inutile d'observer que les membres
de ces commissions sont toujours choisis parmi ceux
que la spécialité de leurs rehercches rend naturellement juges des questions, qui leur sont dévolues.
La nomination des académiciens appartient à la
compagnie, sauf la sanction du roi. Quelle que
soit la préférence, qui dicte ses suffrages, son choix
ne peut manquer de se porter sur un candidat de
mérite. D'avance, en effet, on inscrit sur une liste
de promotion le nom de ceux qui, par d'importants travaux, ont été crus dignes de cette faveur ;
et lorsqu'une place vient à vaquer, c'est dans cette
liste, par un premier scrutin, et sur l'avis d'une
commission, qu'on choisit d'abord six candidats
définitifs, lesquels sont tenus, en outre, de com-

poser pour la circonstance un mémoire original, que des commissaires sont chargés d'examiner, en même temps que les titres respectifs de chacun ; ils en font un rapport discuté en séance secrète, et l'Académie, après avoir acquis toutes les lumières, procède enfin et publiquement à l'élection. — Les décisions de ce corps savant ont du retentissement et une grande autorité dans le monde médical, et la plupart de ceux qui s'imaginent avoir bien mérité de la science, recherchent avec empressement son approbation. Accoutumée à approfondir nos diverses connaissances, l'Académie en aperçoit aisément les limites et les défectuosités. De là son intelligence à stimuler les efforts, à déterminer, en vue du progrès, les questions des prix assez nombreux dont elle dispose.

Les journaux n'exercent pas une moindre influence. Découvertes et inventions, ouvrages, théories, opinions, observations et faits nouveaux, tout cela, par leur intermédiaire, arrive promptement à la connaissance de tous. Les journaux publient des articles et des mémoires, l'analyse critique des livres qui paraissent, le bulletin des Académies. Ils enregistrent les cas rares ou importants, les remèdes ou inconnus ou déjà employés, dont on vante les vertus, communiquent les nouvelles diverses, et souvent débattent eux-mêmes les questions générales ou à l'ordre du jour. Des tables bien disposées facilitent aux praticiens, auteurs et expérimentateurs les moyens de retrouver à volonté les matériaux que renferment ces répertoires variés. Il existe des journaux de formes et de nuances diverses. Les uns paraissent tous les mois, tous les quinze ou dix jours ; les autres une ou plusieurs fois la semaine. Les journaux, que chacun peut créer à son gré, étant un sûr moyen de se mettre en évidence, le désir de fonder sa réputation ou de faire prévaloir ses doctrines, les a souvent fait naître. Tous, en partie, arborent des bannières différentes. On est en conséquence exposé, si le journal qu'on reçoit contient un faux système, de se nourrir d'un poison sans antidote ; et d'ailleurs, au milieu du conflit qui s'engage dans la science, l'erreur et la vérité circulent confondues, l'incertitude des esprits demeure sans terme. L'inévitable concurrence est un fléau terrible pour les journaux. L'abaissement du prix, le petit nombre des abonnés font qu'ils ont peine à se soutenir ; et malheureusement, comme nous le verrons, les économies que cette gêne les force de mettre dans leurs moyens et le personnel de la rédaction, préjudicient singulièrement à la mission que tous, en débutant, se proposent de remplir.

§ 2. De l'Exercice.

L'exercice de la médecine s'applique à la société en général, et spécialement aux établissements publics de bienfaisance. Il offre encore quelques particularités relatives aux grandes et petites localités ; c'est sous ce triple aspect que nous allons l'examiner.

I. Le nombre des médecins est illimité, et leur résidence, par conséquent, n'est point fixée. Une fois reçu , chacun va s'établir là où le guident ses convenances ou ses intérêts ; et l'on ne manque guère de préférer les lieux les plus agréables. Bien que, d'après le vœu de la loi, l'institution des officiers de santé n'ait été créée et jusqu'ici maintenue que dans le but de desservir les campagnes, ils peuvent habiter dans les villes, et ils usent tellement de cette faculté, qu'à Paris seul, sur 1,700 à 1,800 médecins, on compte près de 400 officiers de santé. Leurs droits, il est vrai, sont limités ; ceux qui sont reçus par les jurys de province ne doivent exercer que dans le département où leur réception a eu lieu. Aucun ne peut se livrer à une grave opération, sans l'assistance d'un docteur ; mais le défaut de sanction pénale et l'usage rendent illusoires ces vaines prescriptions.

Les médecins se logent à leurs frais, et vivent exclusivement du prix de leurs soins, qui leur est payé par leurs clients. Le taux de cette rétribution est soumis à l'arbitraire le plus intolérable, et n'a de règle que la conscience du médecin. Néanmoins, pour l'ordinaire, il se base sur le plus ou moins d'éloignement, sur l'importance des soins et la gravité des maladies, sur la fortune des malades, la position et le degré de réputation du médecin. Ces circonstances, en cas de contestation, aident les magistrats à former leur jugement. Les créances médicales sont privilégiées, mais se prescrivent par un an ; les médecins sont assujettis à la patente, dont le droit fixe varie, suivant les lieux, et le droit proportionnel, suivant la grandeur de l'habitation.

Rarement, à raison de leurs fonctions, on invoque la responsabilité contre les médecins, et cela est heureux ; car la loi, qui la définit, est très-incertaine ; les faits de maladresse et de négligence qui pourraient y donner lieu, difficilement appréciables, et les juges, chargés de cette appréciation, remplis de prévention et de préjugés.

Les sages-femmes font les accouchements, saignent pendant la grossesse, ou au moment de l'accouchement, si l'état de la femme le réclame, et donnent des conseils dans les couches naturelles. Dans les circonstances difficiles, soit que, pour délivrer les femmes, une opération grave devienne nécessaire, ou qu'il arrive avant ou après la délivrance des accidents extraordinaires, il leur est enjoint d'appeler un médecin. Elles ne manquent guère d'agir ainsi. En revanche, elles outrepassent souvent leurs droits, en faisant un métier de la pratique de la saignée, ou de l'administration de médicaments aux gens crédules, qui viennent les consulter.

La loi condamne à des peines plus ou moins sévères ceux qui exercent la médecine sans instruction et sans titre. Néanmoins, le peu de vigilance de l'autorité et la mollesse de la justice dans l'exécution de cette loi salutaire, laissent subsister sous ce rapport de nombreux abus.

II. Dans les villes principales et les localités importantes, des asiles sont ouverts par la charité publique, à la vieillesse malheureuse, aux infirmes et aux malades pauvres, à l'enfance délaissée ; ce sont les hôpitaux et les hospices. Le personnel de ces établissements, pour peu qu'ils soient considérables, se compose du directeur, du surveillant, de sœurs de charité, de chirurgiens et de médecins, et d'élèves en nombre suffisant, d'un pharmacien en chef et des aides en pharmacie ; enfin, des infirmiers et des domestiques. L'administration générale de la maison est confiée au directeur, qui est aidé dans ses fonctions par le surveillant. Les sœurs ont soin du linge, président à la préparation et à la distribution de la nourriture, et veillent à la stricte administration des médicaments. La visite des malades se fait dans la matinée. Les élèves en médecine et en pharmacie, et les sœurs, sont tenus de la suivre, chacun dans leurs salles respectives. On inscrit les prescriptions sur un registre spécial ; les externes font les saignées et les pansements ; les aides en pharmacie exécutent les formules, sous la direction de leur chef, et délivrent à chaque malade les remèdes, qui lui ont été ordonnés. Enfin, les internes, comme il a été dit plus haut, s'assurent, par de fréquentes visites, de la position des malades et de la régularité du service.

Les salles, surtout celles de nouvelle construction, sont maintenant spacieuses, hautes, suffisamment aérées et éclairées. Les lits y sont rangés à la suite, à deux pieds ou un mètre de distance les uns des autres, et isolés par des rideaux sous forme de tente.

Les maladies pour lesquelles on y est admis, doivent toujours présenter une certaine gravité, et souvent l'encombrement des salles force d'abréger le temps du séjour pendant la convalescence. L'exécution des soins médicaux et des prescriptions pharmaceutiques laisse peu de choses à désirer. Il n'en est pas de même du service alimentaire, qui, malgré des réclamations incessantes, et quelques velléités d'amélioration, reste encore très-défectueux.

A Paris, il y a des hôpitaux consacrés à certaines maladies spéciales, comme les affections mentales, cutanées, syphilitiques, etc.

Dans les hôpitaux des petites villes, les sœurs remplissent à la fois les rôles de directeur, de surveillant et d'élèves. Les malades étrangers à la localité n'y sont admis qu'exceptionnellement.

Les chefs du service médical reçoivent généralement un traitement peu élevé. A Paris, pour les médecins et les chirurgiens, ce traitement ne dépasse pas 1,200 fr.; il est beaucoup moindre ailleurs. Quelques-uns logent dans l'établissement. Le titre de médecins d'hôpital, est une excellente recommandation, soit pour fonder sa clientèle, soit pour s'élever à de nouvelles charges.

La nomination des médecins et des chirurgiens est dévolue à l'autorité dans les provinces. Dans quelques grandes villes et à Paris, elle a lieu de la manière suivante : on nomme au concours, après trois épreuves, consistant l'une, en une composition écrite, et les deux autres, en une leçon d'une demi-heure, sur trois malades, examinés pendant le même espace de temps, des médecins adjoints ou expectants; ceux-ci remplacent les médecins titulaires pendant leurs maladies ou leur absence, et deviennent eux-mêmes titulaires, par rang d'ordre, en cas de vacance. Ces médecins adjoints composent en outre, à Paris, le bureau central, qui donne des consultations gratuites et dirige les malades sur les différents hôpitaux. Ils reçoivent une indemnité, dont le chiffre varie suivant l'importance locale des fonctions qu'ils remplissent.

Indépendamment de ces établissements fixes, les grandes villes ont encore organisé un service de santé à domicile. Chaque arrondissement de Paris possède un bureau de charité, où sont attachés douze à quinze médecins, chargés de visiter gratuitement les pauvres, qui viennent y réclamer des secours. Quoique ces médecins ne touchent aucune indemnité et ne jouissent d'aucun privilége, si ce n'est d'être déchargés de la patente, ils remplissent néanmoins, avec un zèle digne d'éloges, des fonctions toujours très-pénibles. A deux de ces bureaux est joint un dispensaire, où l'on délivre gratuitement aussi tous les objets prescrits par le médecin; préparations pharmaceutiques, bains, viandes pour le bouillon et la nourriture, charpies et linges pour les pansements, etc. Dans une salle particulière, et à des heures déterminées, on y donne des consultations et quelques soins, et l'on y vaccine.

III. L'indigence, dans les campagnes, est privée de pareils secours, auxquels l'humanité des médecins et la charité particulière ne suppléent qu'imparfaitement. Mais ce n'est pas le seul désavantage de la pratique médicale dans les petites localités. A

Paris et dans les grandes localités, les médecins, toujours sur les lieux, ayant à portée leurs malades, n'ont à parcourir qu'un rayon très-circonscrit; dans les campagnes, au contraire, quelle que soit l'inclémence du temps et des saisons, ils ont toujours de grandes distances à franchir. Là, les visites se font aisément à toute heure du jour et de la nuit; ici, on ne s'aventure au milieu de l'obscurité et des mauvais chemins, et souvent fatigué d'avance, que dans les nécessités réelles. Les soins, au lieu d'y être donnés à propos, arrivent souvent trop tard, soit qu'effrayés de la route, où espérant une amélioration, les parents du malade hésitent à réclamer l'assistance de l'art, soit que des heures précieuses s'écoulent à aller prévenir le médecin, et à se procurer des médicaments chez des pharmaciens également éloignés. Pour parer à ce dernier inconvénient, la loi permet aux praticiens des campagnes dépourvues d'apothicaires, d'avoir chez eux des drogues pour l'utilité de leurs clients; mais cette faculté, dont quelques-uns seulement profitent, est presque incompatible avec des occupations un peu étendues.

Le prix ordinaire des visites, qui ne varie guère sur les différents points des villes, augmente tellement dans les campagnes, selon l'éloignement, qu'il se trouve fréquemment, à l'extrême circonférence, de six à huit fois plus considérable qu'au centre.

Les praticiens des villes, ayant nécessairement plus de moments de loisirs, peuvent non-seulement jouir des délices d'une société choisie, qui manque à leurs confrères, mais encore, chose infiniment précieuse, retremper sans cesse leur instruction à deux sources fécondes, les hôpitaux et les bibliothèques publiques, dont ceux-ci ne sont pas moins privés.

Cependant, livrés à leurs seules forces et à leurs propres inspirations dans tant de cas graves et d'opérations difficiles, que de fois les praticiens des campagnes n'auraient-ils pas besoin de notions plus sûres et plus étendues !

La concurrence existe partout, mais elle revêt suivant les lieux un caractère différent : plus ces lieux sont forts et peuplés, moins elle s'y manifeste d'une manière hostile et personnelle ; dans les grands centres, il se forme des coteries qui répondent à des opinions et à des partis, mais dans les petites villes et les bourgades, le choc des intérêts est si direct, et quelquefois si violent, que les haines éclatent par des scandales. Toutes les armes sont de bon aloi pour exciter les préjugés populaires, si faciles à soulever : la calomnie patente, les insinuations perfides, la violation des droits de l'humanité ; on s'entre-impute les malheurs qui arrivent ; on se refuse, dans l'occasion, un bienveillant appui, ou, si l'on consent à se trouver ensemble auprès d'un malade, l'intérêt de ce dernier est bien souvent sacrifié à la passion qui vous anime.

Mais ces querelles ne restent pas isolées ; chacun a ses partisans, et, chose vraiment surprenante, les clients de votre confrère sont presque vos ennemis naturels. Dans les villes, les familles ont bien leur médecin de confiance; néanmoins, elles n'y sont pas, en général, tellement attachées que la mode ne leur en fasse adopter un autre : il n'en est point ainsi dans les campagnes, où les familles sont comme inféodées au médecin, où la confiance devient une sorte de fanatisme.

Ajoutons, pour compléter ces détails, une remarque qui s'applique particulièrement à la capitale : c'est l'insousiance que l'autorité apporte à vérifier les titres de ceux qui exercent. Le premier venu peut s'installer docteur, visiter des malades, signer des ordonnances, qui seront remplies par les pharmaciens, et cela sans craindre d'être inquiété, si ce n'est à l'endroit de la patente.

CHAPITRE III.

DES VICES DE L'ORGANISATION ACTUELLE DE LA MÉDECINE.

Certes, si l'on voulait opposer l'état présent de la médecine, tel que nous venons de le décrire, à celui d'une époque qui n'est pas encore fort éloignée de la nôtre, il y aurait de quoi se féliciter des importantes améliorations que l'on a presque soudainement réalisées. Alors, la plupart des médecins, même dans les grandes villes, dépourvus de connaissances littéraires, ne possédaient celles de leur art que d'une manière vague et superficielle. L'étude si essentielle de l'anatomie pathologique était à peu près abandonnée, et l'instruction, dans les hôpitaux, n'était pas moins stérile que leur service était vicieux. En effet, il n'existait nulle part de chaires de clinique; les médecins n'y avaient point d'aides intelligents; tout le soin de l'administration, et même de la préparation des médicaments, reposait sur des sœurs, dont le zèle et le dévouement ne pouvaient compenser le défaut d'aptitude et de savoir. Les malades s'y trouvaient entassés quelquefois deux à deux sur des lits rapprochés et mauvais, dans des salles basses, mal chauffées en hiver, et où le manque d'air et de lumière laissait régner constamment une odeur nauséeuse et insupportable. Tout cela, il faut en convenir, est bien changé aujourd'hui. Mais si, au contraire, on compare le tableau de ce qui est, avec celui que nous avons tracé d'abord de ce qui devrait être, si l'on considère tout ce qu'il faudrait de qualités pour constituer le véritable médecin, il s'en faut de beaucoup encore qu'il y ait entière harmonie entre ces deux tableaux. On se convaincra même, si l'on réfléchit, qu'en fait de perfectionnements, on est loin d'être arrivé à la limite qu'il est humainement possible d'atteindre. Or, ce sont les vues qui appellent ces perfectionnements que nous devons maintenant nous efforcer de mettre dans tout leur jour; et, pour cela, nous les rangerons en trois catégories, suivant qu'ils se rapportent à la pratique, aux établissements publics, ou à l'enseignement lui-même.

§ 1er. Des vices relatifs à la pratique médicale.

Ces vices sont nombreux et donnent lieu à plus d'un abus. L'existence d'un ordre inférieur de médecins, la non limitation du nombre, la non fixation de la résidence, la concurrence, l'éloignement dans les campagnes, le charlatanisme, l'arbitraire dans les prix, la cherté des médicaments et la non fixation de leurs prix, l'incertitude ou l'inexécution des lois sur l'exercice illégal, tels sont surtout les points qu'il nous paraît important d'examiner.

De l'institution des officiers de santé.

L'institution des officiers de santé est menacée, nous l'avons vu, sinon de suppression, au moins d'une réforme sérieuse. Il est peu de personnes, en effet, que n'ait frappé cette anomalie étrange de *médecins* et de *demi-médecins*, comme s'il existait vraiment des malades *entiers* et des *demi-malades*.

Cependant, on fait valoir pour la maintenir diverses raisons plus ou moins spécieuses. La plus grave, sans contredit, est la suivante : On craint, dit-on, que les docteurs, c'est-à-dire des hommes dont les besoins intellectuels sont d'autant plus grands que leur éducation a été mieux développée, n'aillent point se fixer dans un endroit pauvre, où la

vie morale a peu de charmes, où les avantages matériels sont généralement bornés. Cette crainte est
louable, et si elle était fondée, quoique le demi-sa-
voir ait, particulièrement en médecine, de fâcheux
inconvénients, assurément mieux vaudrait encore,
pour la population de ces lieux, l'application suivie de quelques préceptes généraux et vulgaires
qu'une absence ou une irrégularité complète de
soins. Mais en est-il ainsi? Dans ce siècle, où les
gens instruits, poursuivis par l'inquiétude de l'avenir, se pressent dans toutes les carrières, est-il sup-
posable que les candidats manqueraient pour remplir les places laissées vacantes par les officiers de
santé? N'est-ce pas l'encombrement, qui détourne
une foule de personnes de l'étude de la médecine?
Pour quiconque est sur le point de s'établir, la
question de vivre, dans le choix d'une résidence,
n'est-elle pas toujours la première qu'on agite? Si
l'on se fixe dans une ville, n'est-ce pas, que bien
souvent à la satisfaction des convenances se joint
l'espoir, par son crédit, son talent et ses efforts,
d'arrondir sa clientelle plus facilement, aux dépens
d'un grand nombre de confrères, que s'il fallait entrer dans une lutte mortelle avec un ou deux médecins de campagne en réputation? Toutes les fois
que l'occasion de soutenir cette lutte avec succès se
présente, ne voit-on pas les docteurs s'empresser de
la saisir? N'en est-il pas de même, dès qu'une place
vient à être libre, et le nombre des docteurs de
campagne n'est-il pas déjà très-considérable? Qu'on
ne s'imagine point, d'ailleurs, que la position pécu-

niaire des praticiens ordinaires des villes soit préférable à celle des praticiens de campagne bien fixés ; la statistique démontrerait, au besoin, que l'avantage se trouve au contraire du côté de ceux-ci. A la campagne, comme à la ville, ce n'est point la pénurie dont on parle, mais le trop plein qui est également à redouter.

On dit aussi : mais pour arriver au doctorat, il ne suffit pas d'être instruit et capable ; les réglements imposent d'onéreuses conditions de temps et d'argent, que tout le monde n'est point en état de remplir. Or, voyez où conduirait l'abolition des officiers de santé ! d'une part, à proscrire, contrairement au mouvement de la civilisation, toute une classe de la société, en faveur de laquelle ce mouvement s'opère, et d'autre part, à priver le pays d'une foule d'hommes qui auraient pu, par leur zèle et leur talent, honorer la science et servir l'humanité. Ces considérations sans doute, en flattant de généreux instincts, sont de nature à impressionner les esprits. Malheureusement, l'imagination, et c'est ce qui a lieu, ne nous montre souvent qu'un côté des choses, tandis que la froide raison en examine toutes les faces. La question est très-complexe. D'abord, en se préoccupant de l'intérêt de ceux qui voudraient devenir médecins, on semble en oublier un autre, celui de l'humanité souffrante. C'est pour elle et non pour lui que le médecin exerce son art. C'est elle qui, dans cette circonstance, réclame avant tout la protection du pouvoir, dont la sollicitude même doit être d'autant plus active, que les classes auxquelles s'adressent les soins des officiers de santé sont les moins favorisées de la fortune. En présence de ce droit sacré, nul autre ne saurait prévaloir. L'institution des officiers de santé doit justement disparaître, si son maintien est funeste à la santé publique.

Quant aux obstacles de temps et d'argent, qui mettraient un abîme entre certaines existences et le doctorat, c'est là une question d'un ordre bien différent et d'une tout autre portée. Cette question, en effet, se lie d'une manière directe aux plus vastes réformes d'organisation politique et surtout d'éducation générale. Pour que l'injustice dont on se plaint cessât d'exister, ne faudrait-il pas une éducation complétement gratuite, universelle et monopolisée entre les mains du gouvernement? Alors, les enfants du pauvre, comme ceux du riche, auraient la facilité de développer leurs facultés, de manifester leur vocation et de prétendre aussi aux fonctions les plus honorables. Qui de nous ne s'est parfois surpris rêvant un pareil résultat? mais se réalisera-t-il jamais? Tout au contraire n'en éloigne-t-il pas? Aveuglement fatal! Dans quels esprits n'a pas pénétré cette tendance générale, à laquelle cède l'autorité elle-même, de prêcher la liberté illimitée de l'enseignement, c'est-à-dire la plus triste des anarchies et la perpétuité des discordes! Ne nous y trompons donc point; s'il y a injustice, elle ne peut être dans les garanties de capacité qu'on demande avec raison, mais dans les exigences du fisc et surtout dans l'inégalité des conditions sociales, inégalité contre laquelle viendraient échouer toutes les forces des utopistes.

Et après tout, cette injustice existât-elle, faudrait il tant la déplorer? Dans quelle profession moins lucrative pourrait se placer un homme d'intelligence? A moins de trouver dans un établissement une fortune toute faite, la plupart des médecins ne sont-ils pas condamnés pour vivre à ne cesser d'exercer qu'avec leur vie?

Quelles sont maintenant les grandes pertes qui menaceraient la science? N'aurait-on point pris quelques rares exceptions pour la règle, et converti des conceptions en réalités? Que du sein des officiers de santé soient sortis quelques-unes de nos célébrités, qu'elles aient trouvé dans ce grade un échelon, le seul à leur portée, cela ne saurait être contesté; on l'a vu, on peut le voir encore. Mais, soyons de bonne foi, combien compte-t-on de pareils exemples? Où sont ces impérieuses vocations, auxquelles la carrière serait si invinciblement fermée? Est-il des entraves qui puissent arrêter un véritable génie? Que se passe-t-il pour l'ordinaire? Sont-ce donc des personnes sans fortune et douées de hautes facultés, qui remplissent les cadres des officiers de santé? N'y voit-on pas plutôt accourir tous ceux qui ont fait de malheureuses études, et que leur incapacité met dans l'impuissance de parvenir à une position plus élevée? Loin que la passion d'agrandir la science les préoccupe, ne se livrent-ils pas, une fois reçus, au soin exclusif de former leur clientelle? au lieu de songer à sortir de leur médiocrité, ne se montrent-ils pas trop contents d'avoir pu se procurer une existence convenable? s'ils sont pauvres surtout, n'ont-ils pas hâte de réaliser des bénéfices? Voilà en effet ce qui s'observe.

On va plus loin, et on se sert, dans l'intérêt des officiers de santé, d'un argument au moins singulier. Cet argument consiste à mettre en regard le mérite de certains d'entre eux avec l'insuffisance de quelques docteurs. Mais qui ne comprend d'avance toute sa faiblesse? De ce qu'il se trouve parmi les officiers de santé des sujets distingués et laborieux, et que, dans la réception des docteurs, on use parfois d'une coupable condescendance, s'ensuit-il le moins du monde que l'institution soit excellente, et par conséquent doive être conservée? Quoi! on n'exige des officiers de santé aucune notion préliminaire; il leur suffit de trois ans d'études médicales dans les Facultés, quand toutefois ces études ne sont pas faites en dehors de ces Facultés, de la manière la plus irrégulière; leur mode de réception ne comporte que des garanties précaires; la tolérance qui préside à des examens moins nombreux et moins difficiles est d'autant plus grande qu'on a égard à leur infériorité, et l'on oserait presque les élever au niveau des docteurs, soumis à de longues et graves épreuves!

En général, quelle que soit la capacité naturelle, on ne sait que ce qu'on a appris. Le défaut d'éducation littéraire chez les officiers de santé laisse toujours de funestes empreintes. Combien de choses ne doivent-elles pas leur échapper, et ne leur échap-

pent-elles pas, en effet, faute de connaître le jeu
des instruments de l'intelligence, d'avoir étudié
les règles et la méthode? Savent-ils suffisamment
discerner la vérité au milieu des erreurs qui l'obscurcissent? Ne sont-ils pas plus aisément séduits
par les faux systèmes et les théories brillantes?
Tout concourt donc à maintenir leur essor dans de
certaines limites, qu'ils réussiront d'autant moins à
franchir désormais, que le chemin des positions,
où les capacités se développent, est affreusement
encombré.

Au surplus, le reproche de faiblesse qu'on adresse
aux docteurs ne s'applique qu'à quelques individualités et non à l'ensemble, ce qui est justement
le contraire pour les officiers de santé, chez qui la
médiocrité est la règle et le talent l'exception. Le
doctorat, en outre des lumières requises, suppose
des qualités personnelles effectives; car, pour avoir
achevé le cours entier des études que tant d'élèves
désertent par dégoût ou par insuccès, n'est-il pas
nécessaire de joindre à l'aptitude et à l'intelligence,
le goût du travail et l'amour de la science? Il n'y
a donc en définitive aucune comparaison possible à
établir entre les jeunes gens, qui possèdent ce triple
avantage et qu'on assujétit encore à de longs travaux, et les officiers de santé, dont la capacité, l'instruction et l'ardeur, indépendamment de conditions peu sévères, sont au moins problématiques.
Il ressort même de là une conséquence évidente,
c'est que si l'on substituait tout-à-coup aux officiers
de santé existants, un pareil nombre de docteurs,

ou qu'à l'avenir tous les aspirants le devinssent, la science et l'humanité acquerraient cent chances nouvelles de rencontrer ces hommes de pensée, de cœur et de persévérance qui assurent le progrès de l'une et le bonheur de l'autre.

Enfin, qui le croirait, on invoque comme preuve de la nécessité de conserver les officiers de santé, la simplicité et l'ignorance des habitants des campagnes. On s'imagine que, pour réussir parmi eux, il faut s'en rapprocher par l'éducation, partager en quelque sorte leurs idées, leurs mœurs, leur langage. Sans doute, le crédit, loin d'être le prix du savoir et des succès réels, dépend souvent de l'aveugle hasard. Tel cas malheureux propre à perdre un médecin dans l'opinion, lui donne, au contraire, une ferme consistance, et il n'est que trop vrai que plus d'un praticien ignare, a dû à la grossièreté de ses habitudes l'origine d'une réputation étendue. Mais est-ce donc là un résultat avantageux et qu'on doive tendre à multiplier ? La popularité facile qu'engendre une basse familiarité confère t-elle la science qui manque ? A mesure qu'augmente cette réputation funeste, le nombre des victimes ne s'accroît-il pas dans la même proportion ? Toutefois on calomnie le peuple ; car, moins rarement qu'on ne pense, son bons sens distingue l'homme instruit de ces médicastres, dont tout l'empire se fonde sur es préjugés, qu'ils ont soin de répandre et d'entretenir. Peu à peu l'influence d'un bon médecin se fait sentir dans les masses, que son contact éclaire, que son ascendant domine, et le respect qu'il imprime, au lieu de repousser la confiance, l'attire et l'affermit.

Les raisons que nous venons de réfuter, ne reposent donc sur rien de réel, et c'est d'un point de vue plus élevé, qu'il convient d'envisager la question. Il est certain que la science médicale est ardue, longue et difficile, que quatre ans d'études suivies, entées sur une solide éducation littéraire et philosophique, sont à peine suffisants pour en approfondir les plus importants problèmes, et en tirer des ressources pour l'application, si l'on n'y joint l'expérience et un travail soutenu. Or, si l'existence des classes pauvres n'est pas moins chère à l'état que celle des classes supérieures, si leurs maladies ne sont pas moins graves, si l'impéritie du praticien ne lui permet pas d'empêcher toutes les issues funestes, qu'il eût été possible de prévenir, et contribue même parfois à les former; si, enfin, par la même cause, beaucoup d'affections se prolongent et laissent des traces ineffaçables, toutes choses qu'on ne peut nier, n'y aurait-il pas inhumanité, à moins d'une urgence absolue et sous prétexte d'un intérêt privé, violé sans scrupule dans tant d'autres circonstances, de maintenir un ordre de médecins, remplissant très-imparfaitement des exigences qui auraient bien plutôt besoin d'être accrues qu'affaiblies, et dont le peu de capacité expose à de si tristes conséquences?

Pour se conformer au vœu de la loi, les officiers de santé devraient exclusivement se confiner dans les campagnes, et nous voyons pourtant que cela n'arrive pas toujours. Il en est beaucoup, dans les plus grandes villes surtout, où il est plus aisé d'usurper aux yeux du public un titre qu'on ne possède point, qui sont très répandus et font parfois des fortunes scandaleuses. Inégaux en talents, ayant acquis leur position à moins de frais, payant une plus faible patente, est-il donc équitable qu'ils partagent avec des confrères plus instruits les avantages des belles clientèles?

Autre anomalie : Les officiers de santé reçus par les Jurys de département ne peuvent exercer que dans le département même où a eu lieu leur réception. Pourquoi cette misérable restriction, susceptible d'occasionner des embarras ou des querelles, soit qu'en changeant de demeure on néglige de remplir les formalités voulues, soit que, fixé sur les limites du département, on soit inquiété par les médecins du département voisin?

Enfin, la jalousie entre confrères provoque souvent de tristes conflits et des haines irréconciliables. Mais elle revêt surtout entre les docteurs et les officiers de santé un caractère déplorable. Ceux ci, moins délicats dans leurs procédés, cherchent par tous les moyens possibles à compenser les avantages qui leur manquent du côté de l'instruction; ceux là ont un dédain naturel pour des confrères inférieurs en études et en titres, quelle que soit d'ailleurs leur capacité. Ces inconvénients éclatent particulièrement, lorsque entre deux rivaux, il y a, en faveur de l'officier de santé, inégalité d'âge et d'expérience. Les amours-propres, dans ce cas, sont violemment mis en jeu, l'un ne consentant point à humilier son grade, l'autre sa longue pratique. De telles contradictions, assurément, suffiraient seules pour faire désirer des changements, qu'appellent des motifs plus sérieux.

II. *De la non limitation des médecins.*

La non-limitation du nombre des Médecins est un contre-sens social. Jusqu'à un certain point, le principe de la liberté des professions, quoique funeste à tant d'égards, peut se concevoir pour les autres états; car le mouvement croissant des affaires, le développement simultané de la civilisation et de l'industrie, font sans cesse entrevoir de nouvelles ressources. Ici, il n'en est plus de même; bien au contraire. Si, en effet, l'augmentation du chiffre médical n'a point la vertu d'accroître le nombre des maladies, le progrès amène infailliblement un concours de circonstances favorables, très-propres à le diminuer; d'abord l'aisance, qui procure un meilleur confortable, des appartements commodes sains et aérés, une bonne table, des vêtements chauds, etc., ensuite les lumières et l'éducation, qui rendent modéré et prévoyant; enfin le perfectionnement de l'hygiène et de la médecine, qui tendent directement à prévenir et à abréger les maladies. Il doit résulter de cet état de choses, surtout, dans un siècle tel que celui-ci et pour une profession honorable et enviée comme la médecine, une disproportion entre la quantité des médecins et l'étendue des besoins publics, un malaise, sensible partout, mais particulièrement dans certaines localités. En supposant un partage égal dans le dividende commun des produits, la part attribuée à chacun pourrait lui être insuffisante. En cas de partage inégal, le plus grand nombre courrait grand risque de ne pas pouvoir subsister. C'est en effet ce qui a lieu, tout le monde s'est précipité dans la carrière médicale, dont le personnel offre un superflu déplorable, notamment dans les villes, où la plupart des praticiens ne font que végeter. Le temps, dira-t-on, remédiera à cet encombrement, en rétablissant forcément la balance. Sitôt qu'on sera convaincu du peu d'avantages de la profession de médecin, on s'empressera moins de l'embrasser. Cette remarque est fondée; déjà la réaction commence. Mais le mal existe; et il est douteux que cette réaction soit jamais assez forte et assez durable pour le faire disparaître.

La richesse générale et particulière augmente, observera-t-on encore, les soins seront nécessairement rétribués avec plus d'exactitude; qui empêchera qu'ils ne le soient aussi d'une manière plus honorable? D'accord, si les faits ne venaient démontrer chaque jour l'insuffisance de la compensation.

III. *Des effets de la concurrence.*

La conséquence directe de la gêne que détermine la non-limitation, c'est la concurrence, dont les effets funestes au médecin et au public, ne peuvent être compensés, ainsi que l'avons nous indiqué déjà, par les avantages de l'émulation. Premièrement, le souci du présent et l'incertitude de l'avenir jettent le médecin dans un état d'irritation et d'inquiétude, qui lui enlèvent cette liberté d'esprit, cette satisfaction morale, si nécessaires à l'accomplissement de ses fonctions. En second lieu, le besoin de vivre le porte à convoiter avec ardeur les clients importants. Il ne les voit point lui échapper sans éprouver un profond ressentiment et contre eux et contre le confrère qui obtient leur confiance. Tel est le principe des intrigues, des divisions et des scandales dont le spectacle nous afflige. Troisièmement, il n'est pas seulement de la sorte détourné de son honorable mission; mais, séduit souvent par les fortunes rapides réalisées dans des professions où l'on arrive avec moins de sacrifices, le médecin finit par se dégoûter de la sienne, et il se trouve exposé à toutes les tentations. On en voit, qui, pour ajouter à leur crédit et à leur influence, recherchent avec empressement des fonctions publiques, incompatibles avec l'exercice de la médecine. D'autres se livrent, en dehors, à des affaires, à des spéculations, ou bien encore se jettent dans l'industrie médicale, dont nous aurons une autre occasion de parler bientôt. Il en est enfin, qui n'ont pas honte de recourir aux moyens les plus illégitimes et les plus coupables. Certains médecins poussés moins par la cupidité que par la misère, n'ont ils pas fait métier de procurer des avortements ? Peut-on avouer sans rougir cet infâme trafic de conscrits si commun jadis, heureusement plus rare de nos jours ? Ceux-ci, dans les conseils de visite, exemp-

tant le riche qui les achète, font peser exclusivement sur le pauvre le lourd impôt de la conscrip-
tion. Ceux là, chaque année, sont à l'affut des jeunes gens aisés, que le sort appelle. D'avance, et sous
prétexte de démarches nécessaires, ils se font allouer
de fortes sommes, dont ils profitent provisoirement
en cas d'insuccès; s'ils réussissent, d'autres sommes
plus considérables s'ajoutent aux premiers sacrifices; et ce n'est pas tout; comme ils ont le plus grand
intérêt à réussir, ils n'épargnent point, sur la personne même des conscrits, de dangereuses manœuvres, qui, plus d'une fois, ont occasionné la mort
ou d'incurables infirmités.

Enfin, envisagée sous un quatrième et dernier
rapport, la concurrence cause aux classes malai-
sées un véritable préjudice. Le médecin, rétréci
dans ses ressources, d'autant plus obligé de ménager les riches, qu'il craindra davantage de se les
aliéner, devra moins s'abandonner à ses sentiments de générosité envers les pauvres, qui nécessitent moins d'égards. Il s'en fera payer et plus
cher et plus exactement.

IV. *Conséquences du libre choix de la demeure.*

La faculté d'habiter où bon leur semble, autre conséquence de la non-limitation, offre peu
d'inconvénients dans les villes où les malades sont
toujours assez voisins de leur médecin; mais elle
n'est pas aussi indifférente aux campagnes, où, dans
l'élection de la résidence, le goût et les intérêts sont
consultés plutôt que l'utilité et le bien du public.

D'ordinaire, les deux, trois ou quatre médecins qui desservent une petite contrée, ont soin de se placer dans l'endroit le plus considérable, fût-il à l'extrémité d'un des rayons de la circonscription. Le motif de cette préférence n'est pas seulement l'agrément de la vie qu'on y trouve, mais l'importance même du lieu, qui semble rehausser le talent, et surtout la multiplicité des relations, celles d'un marché, par exemple, qui vous font et mieux et plus tôt connaître. Pourtant, ne serait-il pas préférable, pour la majorité des malades, qu'une répartition plus légitime abrégeât la distance qui les sépare de leur médecin?

V. Conséquences de l'éloignement.

L'éloignement du médecin comporte, en effet, plus d'un résultat fâcheux. Dans les cas urgents, non-seulement on court risque, à cause des lenteurs qu'entraînent l'aller et le retour, de n'être pas secouru en temps opportun, mais on n'est pas sûr encore de trouver le médecin chez lui. Où le rencontrer, s'il est en voyage? La journée, la nuit ne pourront-elles pas s'écouler avant son arrivée? Un pareil retard, même dans les maladies ordinaires, peut-il être sans danger? Les lieux où séjournent les médecins, quoique mieux partagés, ne sont pas complétement à l'abri du même inconvénient; car ceux-ci étant en course durant tout le jour, ne rentrent souvent chez eux que le soir. Admettons qu'une première visite ait été faite à propos; mais comment en rendre une seconde, une troisième, une quatrième même, dans les 24 heures, si cela est nécessaire, alors qu'il faudrait chaque fois parcourir deux, trois ou quatre lieues? Le plus ferme courage, le dévouement le plus absolu ne peuvent lutter contre l'impossible. Vainement se reposerait-on de l'activité du médecin sur son intérêt; son intérêt s'accorde plutôt avec sa négligence, car multiplier d'abord les soins, c'est abréger les maladies. Cependant, durant un très-long intervalle entre les visites, que d'accidents imprévus peuvent survenir? Comment s'assurer que toutes les prescriptions ont été ponctuellement exécutées? Quelle foi ajouter aux récits des personnes qui gardent les malades?

Ce n'est pas tout. En général, les pharmaciens habitent les mêmes endroits que les médecins. A chaque instant, pour se procurer les médicaments nécessaires, il faut mettre sur pied des commissionnaires. Mais ces commissionnaires ne sont pas toujours là à disposition, même en les payant. Dans la nuit, on a besoin de repos; dans le jour, chacun vaque à ses occupations. Si le lendemain est jour de marché, on se décide parfois à attendre cette occasion. C'est ainsi que tant d'ajournements et d'intermissions existent dans le traitement des maladies, surtout chez les classes pauvres, qui, comme les gros cultivateurs, n'ont pas de chevaux dans leur écurie, et chez lesquelles les nécessités de la famille ne permettent même pas toujours d'accorder aux malades une assistance constante.

Dans les campagnes encore, où de médiocres économies sont le fruit d'un rude travail et de sévères privations, le prix des visites, qui s'élève en
raison de l'éloignement, fait qu'on ne mande les
médecins que lorsque tout espoir d'une amélioration spontanée s'est évanoui. Par un semblable
motif, le médecin est obligé de ménager les visites
ou, qui plus est, de les cesser prématurément. De
la sorte, des indispositions légères, dans l'origine,
se transforment en affections sérieuses. Ces visites,
qu'on redoutait, se multiplient ; les convalescences
sont longues et pénibles ; des reliquats exposent à
des rechutes ou à une éternelle langueur. Ainsi se
consomme la ruine d'une foule de maisons laborieuses et honnêtes, ruine dont le médecin lui-
même supporte quelquefois une part des conséquences ; car, quel moyen d'exiger ses honoraires
d'une famille endettée, chargée de malades et d'infirmes, ou privée d'un chef essentiel ?

— Un médecin de campagne, un peu répandu, doit
avoir au moins deux chevaux, une voiture, un
domestique de plus ; un matériel de dépenses, en
un mot, que le chiffre des recettes a souvent peine
à égaler. Celui qui l'est moins, contraint à n'avoir
qu'un cheval, ne peut plus suffire dans certains
moments où la besogne abonde.

— Autre résultat : Dans les pays qui forment la limite de deux ou trois contrées différentes, la plupart du temps, les clients se partagent entre les médecins de ces diverses contrées. En sorte que, dans
un de ces pays, lorsqu'il existe plusieurs malades,

il n'est pas rare d'y voir, dans un seul jour, des médecins de tous les endroits à la fois, tandis qu'un d'entre eux aurait pu remplir la mission. N'y a-t-il pas là un véritable sujet d'affliction et de regret, à considérer tous ces frais superflus, dont le public supporte la charge, ces peines inutiles, qui pouvaient avoir un meilleur emploi, et, en outre, un temps précieux ravi à l'étude et à la méditation ?

Remarquons-le : ce dernier désavantage n'est peut-être pas le moindre. On reste forcément étranger aux nouvelles découvertes, aux nouveaux procédés, ou, faute de les avoir bien approfondis, l'application qu'on en fait est vicieuse ; on se rouille sur les cas qui ne se présentent que de loin en loin, et lorsqu'ils surviennent, ce qui a lieu souvent pour l'un ou pour l'autre, on est pris au dépourvu ; et d'éclatants revers, que les confrères n'auraient probablement pas mieux su prévenir, mais qu'ils exploitent, avec d'autant plus de succès, qu'ils ont eu le loisir d'en dévoiler la source, sont quelquefois la suite d'une impuissante incertitude. Il y a plus, le goût de la science fait place à la routine. Au lieu de s'intéresser avec ardeur à la solution des problèmes importants de la pratique, ce qui porterait à étudier les plus petites particularités des faits, aucun mobile ne vous enflamme ; et en observant superficiellement, on laisse échapper une foule de données capables de répandre sur la marche du traitement une vive lumière.

Et voyez comme tout s'enchaîne ! cette nullité d'observation dans les provinces n'est-elle pas un obstacle invincible au perfectionnement des théories médicales? Le côté par où pèchent ces théories, l'origine de la division des opinions, n'est-ce pas de partir de vues spéculatives; de s'appuyer sur les résultats restreints des expériences personnelles, qui se trouvent réciproquement en opposition? Quoi qu'on fasse, une vérité, dans une science d'observation comme la médecine, ne peut être solidement établie sur la seule autorité d'un grand nom; elle a besoin du *consensus commune*, ou, comme l'a exprimé avec bonheur un de nos confrères, M. Danvin, du *témoignage du nombre*. Or, ce résultat pourra-t-il jamais être atteint, tant que la foule imposante des praticiens, qui exercent dans tant de lieux, différents de site, de climat, de régime, de professions, d'habitudes, etc., etc., ne viendra point apporter à la masse commune le tribut de ses observations et de ses recherches?

Il n'est pas enfin jusqu'à la fatigue qu'éprouve, après un long trajet, le médecin de campagne, qui ne tourne au préjudice des malades. En arrivant auprès d'eux, il tombe dans une sorte d'apathie; il ne possède plus cet aplomb, cette pénétration facile, dont il jouissait auparavant. Il interroge mal, analyse avec difficulté les phénomènes morbides, prend une idée confuse des affections, et commet souvent, dans la rédaction des ordonnances, d'inconcevables oublis, tant l'influence d'une mauvaise disposition physique a d'influence sur le moral!

VI. *Du Charlatanisme.*

Une plaie qui ronge le corps médical et n'exerce pas de moindres ravages sur la société, c'est le charlatanisme. Vainement médecins et pharmaciens poussent des plaintes, examinent la question, proposent des mesures. L'autorité, même en adoptant ces mesures, reste impuissante contre l'activité du fléau. Véritable cancer, attaqué dans un lieu il reparaît aussitôt dans un autre, parce qu'on n'a su reconnaître ni détruire la cause cachée qui l'alimente et le reproduit.

Le charlatanisme offre dans les grandes et petites localités de remarquables différences.

Dans les villes, par exemple, c'est du sein même de ceux qui l'exercent, médecins ou pharmaciens, que sortent les industriels de la médecine. Il faut toutefois faire ici une distinction, et ne pas confondre avec la tourbe intrigante des exploiteurs, d'honorables exceptions qui, par des études approfondies et d'utiles recherches, se sont acquis dans une branche de la science une légitime réputation. Si l'on doit flétrir avec énergie tout procédé honteux et déloyal, il y aurait pruderie ridicule, ce nous semble, à vouloir, sous prétexte de spéculation, fermer à certaines ambitions la voie scientifique.

Affiches, réclames, prospectus, sociétés savantes, courtiers à domicile, etc., tels sont les leurres, auxquels la foule crédule ne manque guère de se laisser prendre.

L'appât d'un gain énorme et facile a dû plus d'une fois faire naître l'idée du charlatanisme. Cependant, plus encore que la cupidité, le besoin, qui résulte de la concurrence, nous paraît contribuer à son extension. Au début de la carrière, le cœur est naïf et pur, les pensées généreuses, et certes, si l'on avait alors l'assurance d'une existence honnête, on répugnerait à un trafic immoral. Mais, quand après plusieurs années d'une attente stérile, on a sous les yeux, d'un côté, de brillantes fortunes aisément acquises, de l'autre des médiocrités de position qui ne permettent point d'entrevoir le terme de la gêne, ne faut-il pas être doué d'une vertu rare pour échapper à la tentation ? Pour s'enrichir, d'ailleurs, qu'y a-t-il à faire ? Proclamer hautement qu'on possède un spécifique infaillible ; décorer d'un nom sonore un mélange nouveau ou non de substances connues ; illuminer une somnambule, transformer un cabinet de consultations gratuites en bureau d'escroqueries, grâce à la coupable complicité d'un pharmacien, voilà des procédés à la portée du premier venu, et pour lesquels de grands efforts d'imagination ne sont pas nécessaires.

Les médecins et la société ont également à souffrir de ces ignobles manœuvres, sans compter les atteintes qu'elles portent à la morale publique. Au praticien consciencieux et modeste, qu'une juste protection devrait entourer, le charlatanisme n'enlève pas seulement des malades, qu'il aurait traités, il lui ravit même ceux à qui il prodigue des soins assidus et intelligents.

Quant à la société, pour se convaincre qu'elle n'a que des chances de dommages à courir, il suffit de considérer qu'un seul et unique mobile, l'appât du gain, dirige le guérisseur, et que lui-même ne peut ajouter foi à la vertu des recettes qu'il préconise. Serait-ce, en effet, à ses connaissances profondes, à son expérience consommée, qu'il devrait sa supériorité et ses miraculeuses découvertes ? Eh quoi ! sciences, recettes, guérisons, tout cela au contraire n'est-il pas absolument improvisé ? Examinez : les livres de ceux qui en composent, quels sont-ils ? un plagiat inintelligent des notions les plus vulgaires; leur pratique ? c'est parce qu'ils n'en font pas, qu'ils s'adonnent au charlatanisme. Leurs drogues ? écloses sous une inspiration de lucre, vantées avant d'avoir été soumises à l'épreuve, l'usage s'en répand et s'en accrédite, sans qu'il soit possible à personne de vérifier leurs propriétés. Toutes ces compositions, vendues au poids de l'or, sirops, pâtes, élixirs, purgatifs, pastilles, pilules, etc., pourraient sans doute jouer un rôle dans la thérapeutique; mais qui ne sait que, généralement en médecine, ce ne sont ni les médicaments ni les formules qui manquent. Une maladie n'est point un être unique auquel le même moyen soit constamment applicable. Elle offre des variétés, des périodes, des complications et des différences individuelles nombreuses sous le rapport de l'âge, du sexe, de la constitution, du tempérament, de la profession, des habitudes, etc. Ce sont ces circonstances, si propres à modifier la nature et le mode de traitement, qu'il importe surtout d'apprécier, et que tout vrai médecin étudie avec le plus grand soin. Eh bien ! voit-on le charlatanisme s'en inquiéter en quoi que ce soit ? Les débiteurs de spécifiques ne les délivrent-ils pas indistinctement et sans observation pour tous les genres de maladie, les organisations les plus opposées et les conditions les plus variables ? ne les expédient-ils pas jusque dans les endroits les plus éloignés, laissant le soin de les appliquer à des gens sans lumières et incapables de comprendre leurs explications ?

Aussi quelles tristes conséquences résultent de ces stupides médications ! que d'affections légères devenues graves, qu'il eût été facile d'arrêter dans le principe ! que d'autres se sont prolongées ou sont demeurées incurables ! que de malheureux ont été estropiés pour leur vie ! calamités trop réelles, auxquelles l'habitude ou l'inexpérience rendent insensibles.

Il est une foule d'affections chroniques irrémédiables. Dans ces affections, et lorsque surtout les malades appartiennent aux classes peu aisées de la société, le médecin consciencieux évite, autant qu'il peut, aux familles des dépenses superflues, bornant ses prescriptions aux moyens les plus simples et aux agents hygiéniques, d'ailleurs si efficaces ; ménageant ses visites ou en modérant les prix, soit en raison de leur moindre importance, ou pour n'être pas trop souvent obligé de changer de traitement au gré de l'impatience des malades. Mais le charlatanisme fait briller à leurs yeux le prestige de sa puissance, et bientôt il n'est plus de sacrifices qui coûtent, pour obtenir une guérison aussi vainement attendue qu'ardemment désirée. Les effets ne répondent point aux promesses; on se gêne, on s'endette, n'importe. La confiance des malades est inépuisable; elle ne cesse que pour renaître. Les parents, comme ils le disent, ne veulent avoir rien à se reprocher ; on abandonne un charlatan, qu'on maudit, mais c'est pour recourir à un second, à un troisième, et ainsi de suite jusqu'à ce qu'enfin la mort inévitable vienne mettre un terme à ces stériles et onéreux sacrifices, qui compromettent le présent et l'avenir de tant de familles.

Le charlatanisme, dans les campagnes, également funeste au public, est moins nuisible au médecin. D'ordinaire, c'est en dehors de la profession, qu'il se recrute, et moins souvent par spéculation que par occasion ou par fanatisme. Ici, c'est un bon curé, qui, pour avoir étudié quelques simples, appris quelques recettes et visité avec son médecin les malades de son village, fait insensiblement sa réputation, et finit par croire lui-même à sa propre science. Là, un de ces esprits faciles aux illusions qui, à la lecture d'un livre de médecine, s'éprenant pour des idées et des remèdes qu'il comprend à peine, s'imagine servir l'humanité en appliquant ses connaissances. Souvent il suffit d'avoir été infirmier d'hôpital, sœur de couvent, faiseur de pansements, garde-malade, etc., ou seulement d'avoir conseillé à quelques personnes l'emploi d'une préparation dont on s'était bien trouvé soi-même, pour qu'en vous consultant on vous transforme en lumière médicale. La gloire remplit l'ambition des uns; aux autres les petits cadeaux vont assez d'abord, ensuite l'exploitation à mesure que leur autorité augmente.

Ces guérisseurs, n'étant revêtus d'aucun titre, ne pourraient se transporter chez les malades sans s'exposer à être poursuivis. Aussi, à part quelques-uns et pour des cas exceptionnels, se bornent-ils à donner chez eux leurs consultations. Il en résulte que, pour les malades au lit, le dérangement et le transport, souvent très-éloigné, étant impossible, on est obligé de se mettre en communication avec le charlatan par différents moyens; on lui envoie des commissionnaires, des lettres, des urines. Cependant, comme le mal ne manque guère de s'aggraver, bientôt arrive ou revient, souvent trop tard, le tour du médecin, qui compense par de nombreuses visites le tort qu'il aurait pu éprouver.

Là, de même que dans les villes, l'aveuglement populaire et l'insouciance du pouvoir sont complices d'un abus aussi déplorable; mais sa véritable origine doit être recherchée ailleurs. Elle se trouve dans l'ignorance et le défaut de moralité des médecins eux-mêmes, dans leur éloignement des lieux qu'ils desservent. De tous côtés, aujourd'hui, le personnel médical s'éclaire et s'épure; mais il fut un temps et il est encore dans les campagnes beaucoup d'endroits, où la plupart des médecins sans éducation et sans principes, passaient dans les orgies du cabaret les heures qu'ils auraient dû consa-

crer à leurs malades. Sous l'influence de médications mal combinées et mal suivies, les maladies
peuvent-elles ne pas durer ou s'accroître? La confiance diminue, le médecin lui-même ne se défend
point de l'ennui qui gagne le malade, et c'est alors
qu'en désespoir de cause, on s'abandonne à de té-
méraires essais, qu'on invoque et qu'on suit les
conseils de chacun, que s'organise enfin le crédit
de ceux aux avis desquels le hasard a été favorable.

L'éloignement produit un semblable résultat de
diverses manières. Dans les cas urgents, en l'absence
du médecin; dans ceux très-légers où l'on croit
pouvoir s'en passer, on recourt à l'une des fortes
têtes du pays; si ce n'est le maréchal ou le curé,
c'est au moins la garde-malade ou le savant du
village. Que l'un d'eux s'avise de prendre au sérieux son importance, et la foule s'empresse aussitôt de sanctionner sa prétention. Quand les maladies se prolongent, ce que ne rendent que trop fré-
quent dans ces lieux éloignés le retard dans l'application des soins, l'intervalle entre les visites,
ou leur cessation prématurée, les malades livrés à
eux-mêmes ou ne recevant plus que de rares visites
incapables de les fixer, tombent encore entre les mains
des charlatans. D'autres fois, le médecin lui-même
devient le fauteur involontaire du charlatanisme.
Préoccupé du traitement d'affections menaçantes, il
lui arrive de négliger des maux plus ou moins sérieux,
mais susceptibles d'ajournement, tels que les ulcères, les dartres, les tumeurs, les cancers, les scro-
fules, etc.; faute de réflexion, d'étude, il ne

varie point à propos les prescriptions ; ou il n'assiste point à des pansements qu'il devrait diriger, ou bien enfin, vingt fois on sera venu le consulter, sans avoir pu le rencontrer ; dans toutes ces circonstances, le mal résiste s'il n'empire, et alors comme toujours, les inévitables recettes des médicastres sont mises à contribution.

Ainsi naît, en effet, et se développe le charlatanisme, si plein de désastres pour l'humanité, escroquerie patente, signe et exemple de démoralisation, qui fait la honte de notre siècle. Inébranlable dans les revers, au moindre succès douteux poussant dans le sol des préjugés de profondes racines, il défie la justice elle-même. On a vu dans les provinces des condamnations encourues par des charlatans, élever à la hauteur du martyre ces parias de la Faculté, poursuivis aux yeux du fanatisme, par le dépit et la jalousie, non pour leurs crimes envers la société, mais pour les services qu'ils lui rendent.

VII. *Arbitraire du prix des soins médicaux.*

Un abus moins important, mais qui pourtant mérite d'être signalé, parce qu'il est souven une cause d'outrage à la justice et à la morale, c'est l'arbitraire qui règne dans le prix des soins médicaux. Hâtons-nous de le dire, rien de plus difficile aujourd'hui que de soumettre ces soins à une exacte appréciation. Comment chiffrer les degrés différents d'activité, de dévouement, de recherches, de méditations et de sollicitude, que chacun apporte dans sa pratique et qui influent si puissamment sur le sort des malades? On a émis, à cet égard, ce principe plus ingénieux que solide, qu'on ne devait pas craindre de confier sa bourse à celui à qui l'on avait osé confier sa santé. Le médecin, cela est évident, n'a pas le même intérêt à ménager la première qu'à conserver la seconde. Les faits d'ailleurs parlent. Bon nombre d'entre les praticiens allient au zèle pour la guérison des malades une équité et une modération qui honorent le corps médical; et l'on peut même avancer qu'en général, aucune profession n'est plus modestement rétribuée que la médecine. Toutefois, il n'est pas rare aussi de rencontrer des médecins à qui le besoin de vivre ou l'ardeur de s'enrichir inspirent d'autres sentiments. Sans cesse à la piste des occasions favorables, ils les préparent et les saisissent sans pitié et sans scrupule. Tous les moyens leur sont bons pour se faire payer à haut prix. Ils exagèrent la gravité des maladies, trompent les gens faibles, exploitent les crédules, spéculent sur les délais qu'ils accordent aux clients gênés. Dans les successions, profitant de l'ignorance des héritiers sur l'étendue de leurs soins, de la complicité d'un d'entre eux, ils enflent impunément les mémoires. Tantôt ils élèvent des prétentions exorbitantes, sachant que même, étant réduits, ils obtiendront encore des sommes bien supérieures à celles qui doivent leur appartenir. Enfin, si dans une occasion propice pour élever ces prétentions, des considérations morales sont de nature à les arrêter, ils savent faire naître un prétexte ou une brouille qui sauve les apparences.

La concurrence ne contrebalance pas ces inconvénients autant qu'on pourrait le croire. Tout s'oublie, et l'irritation des dupes se calme. Par des complaisances ou quelques concessions, on achète des prôneurs qui empêchent les plaintes de se faire entendre. Le faste, d'ailleurs, que ce misérable agiotage met en position d'étaler, en impose et maintient la confiance ; en sorte même qu'à côté de l'audacieux fripon qui prospère, l'homme probe et capable languit trop souvent dans l'obscurité.

VIII. *Défaut du tarif des médicaments.*

A cet arbitraire de la rémunération des médecins vient s'ajouter aussi l'arbitraire et l'élévation du prix des substances pharmaceutiques. De fait, l'ignorance absolue sur la valeur de ces substances, et le danger des maladies, devant lequel s'efface tout autre intérêt, livrent le public à la discrétion des pharmaciens, et Dieu sait combien en abusent ! Il y a tels apothicaires, sans frein ni règle, qui vendent au poids de l'or les objets les plus communs et exigeant le moins de préparation. En négligeant, toutefois, ces exceptions, qui sont nombreuses, le taux des médicaments, dans les officines bien tenues, est toujours fort considérable, non pas que les drogues employées, surtout les plus rares, à de minimes doses, soient réellement chères ; mais les pharmaciens ont, en frais d'instruction, loyer, patente, commis, serviteurs et mauvais crédits, à subvenir à de lourdes charges.

Quoi qu'il en soit, si les riches bravent les dépenses des maladies; si les gens sans honneur et sans conduite s'y soustraient en ne payant ni médecin ni pharmacien; il n'en est pas de même de cette partie intéressante de la classe inférieure, qui se compose de pauvres laboureurs et d'artisans rangés, laborieux, économes. L'achat seul des remèdes, dans une maladie un peu longue, suffit pour absorber le fruit d'un travail pénible de plusieurs années. Chez eux, soit besoin, parcimonie ou crainte de ne pouvoir satisfaire aux engagements, on se décide quelquefois à ajourner l'exécution des ordonnances, ou on les remplit d'une manière imparfaite, et le médecin lui-même peut se faire comme un devoir de ne pas les prescrire. Nombre de guérisons sont ainsi compromises, et le médecin n'a pas seulement la douleur de voir ses soins souvent infructueux, mais les ressources de ses clients étant épuisées, son humanité lui fait une loi ou de diminuer ses honoraires, ou même de n'en attendre d'autres que la reconnaissance.

IX. *De l'inexécution des lois relatives à la médecine et à la pharmacie.*

L'inexécution ou les effets illusoires de l'application des lois et réglements concernant l'exercice illégal de la médecine, ne sont que trop manifestes dans la prospérité scandaleuse du charlatanisme. Mais cette inaction des lois se révèle encore par d'autres abus déplorables, qu'il importe de signaler. Au mépris de la loi, qui les oblige à ne délivrer les médicaments que sur une prescription écrite des médecins, tous les pharmaciens ont en dépôt une multitude de préparations plus ou moins énergiques : pâtes, onguents, sirops, pilules, chocolats, élixirs, etc.; et ils les vendent aussi publiquement qu'un épicier débite son savon et son sucre. Ils vont jusqu'à donner eux-mêmes, sous prétexte d'affections de peu d'importance ou d'innocuité, des remèdes, des conseils et des soins à des gens qui, se reposant sur leur savoir, et persuadés, en effet, de la légèreté de leur mal, sont ainsi heureux d'économiser une consultation médicale. On pourrait citer également quantité de pharmaciens cupides, qui font de cette habitude une spéculation, un métier honteux, s'emparant des malades, afin de substituer, aux moyens simples et suffisans que prescriraient les médecins, des préparations inconnues, compliquées et nombreuses, qui leur rapportent davantage. Ceci est de l'escroquerie. Quant à la coutume en elle-même, les inconvénients de l'administration inopportuné et inintelligente des médicaments sont, à nos yeux, trop réels, pour que, approuvant les quelques raisons spécieuses alléguées en sa faveur, et l'assentiment tacite des médecins qui, en tant que restreinte, la regardent comme indifférente, nous puissions la croire exempte de périls. Si, en effet, l'on jette les yeux

sur les maladies, combien d'entre elles, et sérieuses,
ont des débuts insidieux et trompeurs? La pleu-
résie, par exemple, qui peut être suivie d'un
épanchement mortel, commence souvent sans douleur et sans fièvre, et l'on prend pour un rhume
l'oppression et la toux qu'elle occasionne. Un
médecin instruit la couperait aussitôt; un pharmacien, avec ses tisanes, ses sirops et ses pâtes, la
calme sans arrêter ses progrès. Il en est de même
de la péritonite, dans laquelle on attribue la pesanteur abdominale à la mauvaise digestion ou à
la bile, et qu'on traite par quelques tisanes ou un
insignifiant vomitif. L'hydrocéphale aiguë, qui
moissonne tant d'enfants, affecte surtout une forme
perfide : pendant plusieurs jours, ceux-ci éprouvent
des alternatives de malaise et de retour à une santé
apparente, puis tout à coup succèdent des symptômes alarmants. Si, par malheur, on s'adresse d'a-
bord à un apothicaire, c'en est fait ; car son sirop
d'ipecacuanha et ses potions calmantes sont impuissants à prévenir des accidents formidables, qu'eussent conjurés peut-être des sangsues aux oreilles
appliquées à propos, des refrigérants sur la tête,
des sinapismes aux pieds, etc.

Diverses causes paralysent l'action de la justice
contre tout ce désordre. La jurisprudence est mal
fixée ou n'est point comprise. Il se forme dans l'esprit des magistrats un amalgame bizarre d'idées
sur les droits respectifs des particuliers et du public, d'où naissent une foule d'arrêts contradictoires, qui embrouillent encore la matière. Ici, par

un scrupule insensé de liberté individuelle, on s'imagine que chacun, maître de sa personne, est libre de recourir aux conseils de qui bon lui semble. Là, ce sont de prétendus priviléges de commerce qu'on respecte. Dans une autre circonstance, l'autorité judiciaire poursuit un délit, dont l'autorité administrative s'est rendue complice par la délivrance d'un brevet à prix d'argent. En général, les magistrats, n'entrevoyant qu'à travers un nuage des dangers dont ils n'ont point l'expérience, envisagent la question d'une manière rétrécie. Presque toujours, le débat, pour eux, se circonscrit entre les charlatans et les médecins, et l'on n'est pas peu surpris d'entendre un procureur du roi, par exemple, affirmer, dans une société, qu'il ne peut interdire ou poursuivre le charlatanisme, que sur la plainte formelle des intéressés, plainte qui a lieu d'autant moins fréquemment, que, frisant la dénonciation, elle répugne à la conscience; et que la rareté et le peu de rigueur des condamnations la rendraient sans effet. Enfin, une large part doit aussi être faite, à l'égard de cette tiédeur, aux préjugés des agents du pouvoir eux-mêmes. Combien, jusque dans les rangs les plus élevés, partagent les croyances populaires? Et le moyen alors de persécuter ceux à la science de qui, en ce moment peut-être, on demande sa propre guérison ou celle d'une femme et d'enfants chéris !

X. *Garantie précaire des signatures des médecins sur les ordonnances.*

A ces vices, un dernier doit s'ajouter encore, c'est la faible garantie qu'offrent les signatures des ordonnances que le pharmacien exécute sans scrupule. Ce vice, difficile à corriger peut-être, peut néanmoins produire des résultats assez fâcheux pour qu'on y songe ; car, non-seulement une foule d'intrigants pourraient ainsi pratiquer sans titre et sans science dans les grandes villes : mais il serait possible à celui qui voudrait commettre un crime, sans courir les chances d'être recherché, de réunir de chez divers pharmaciens, à l'aide d'ordonnances fabriquées, une dose suffisante d'un poison énergique pour accomplir son funeste dessein.

§ II. Des vices relatifs aux établissements publics.

Ces vices concernent les hôpitaux et les bureaux de charité. Mais avant d'examiner ce que les premiers peuvent offrir de défectueux, il est un fait sur lequel nous voulons insister : c'est qu'il n'existe point d'hôpitaux dans les campagnes , où , néanmoins, la misère règne tout aussi bien que dans les villes.

I. *Absence d'hôpitaux dans les campagnes.*

Les hôpitaux appartiennent aux villes qui les ont fondés et qui les entretiennent. A l'exception

de ceux des grands centres, comme Paris, Mar-
seille, Lyon, etc., on n'y reçoit point les malades
étrangers à la localité. En sorte que les villages,
fussent ils généralement moins éloignés, ne pourraient jouir de ce bienfait de la charité publique.
A la vérité, on peut remarquer que les malades indigents des campagnes, entourés de leur famille et
de leurs amis, sont moins exposés à manquer de
secours et de consolation qu'une foule de malheureux qui, dans les villes, se trouvent quelquefois
sans asyle, sans appui et sans ressources. Mais, outre
que dans les lieux dépourvus d'hôpitaux, il y a
aussi de ces malheureux isolés, il est facile de
montrer combien le fardeau des malades est lourd
aux familles, et combien sont souvent précaires et
insuffisants les soins donnés par les parents et les
amis. Certains esprits, accoutumés à voir en toutes
choses le côté poétique, exaltent les vertus rustiques. Ce n'est qu'aux champs qu'on admire la
simplicité des mœurs, l'amitié franche, le dévouement, la piété filiale. Malheureusement, ces mer-
veilleuses vertus n'ont guère de réalité que dans
leurs tableaux. L'absence d'éducation se joint, au
contraire, à la détresse pour altérer les meilleurs
sentiments. Tout manque souvent à la fois aux
pauvres malades des campagnes : traitement,
égards, consolations. Voyez-les couchés sur des
lits durs, aux draps étroits et grossiers; dans des
appartements humides, sans air et sans lumière,
seuls lieux qu'habite parfois la famille entière, où
se prépare la cuisine, où se prennentles repas,où

jouent, dorment et crient de nombreux enfants.
Les portes, sans cesse ouvertes, entretiennent des
courants d'air glacé, que le chétif foyer ne neu-
tralise point. Le linge, bientôt épuisé, ne suffit
plus. Pour fournir à la subsistance de la maison,
chacun se dispersant, les malades restent seuls, ou
sont abandonnés à la garde d'un enfant ou d'une
personne incapable. Médication nulle, incomplète
ou vicieuse, faute d'argent pour acheter les médicaments, de commissionnaires pour les quérir,
d'une main intelligente pour les préparer, de gens
attentifs à les administrer en temps opportun. Les
maux s'aggravent, par les moyens mêmes destinés
à les soulager. Quel bien attendre de ces sangsues
déjà usées, qu'on recrute chez les voisins, et qu'on
applique d'ailleurs en nombre insuffisant? Le faible
écoulement qu'elles procurent peut-il compenser
les graves inconvénients du tourment, que leur difficile application fait éprouver aux malades, de la
gêne d'une posture pénible et du refroidissement
auquel ils sont exposés? Cette boisson chargée, mal
à propos bouillie, non édulcorée, n'anime-t-elle
pas la fièvre, la toux, etc., qu'une autre, douce et
limpide eût calmée? Ce cataplasme, sec, épais,
étroit, ratatiné entre des linges grossiers et pleins
de coutures, n'ajoute-t-il pas, par son rude frotte-
ment et sa pesanteur, à la fatigue, à la douleur et
aux accidents, qui auraient cédé à l'influence d'un
cataplasme large, humide, et artistement étendu
sur de fines compresses? Quoi d'étonnant que la
mort moissonne largement dans les rangs de ces

misérables ; que leurs affections durent, dégénèrent, se transmettent de générations en générations ; que leurs plaies s'enveniment et se transforment en incurables ulcères ? Comment, avec de semblables conditions, tout le zèle du médecin le plus charitable n'échouerait-il pas ?

Si le malade est un étranger, ou, dans la famille, un membre indifférent et à charge : un père ou une mère vieux et infirmes ; un enfant malingre ; un frère, une sœur, un parent, sur le faible héritage desquels on compte, où dont on se réjouirait d'être débarrassé, les mauvaises passions joignent encore leurs effets à ceux des difficultés que nous venons d'énumérer. On le néglige ; on se refuse aux dépenses et aux déplacements ; on lui adresse des reproches ; on exprime hautement ses vœux, ajoutant ainsi les tortures morales aux souffrances physiques.

La maladie est, en effet, la plus grande calamité qui puisse affliger la classe pauvre des campagnes. C'est peu qu'un malade consomme et ne travaille point ; il entrave dans leurs occupations ceux qui l'entourent, et que les privations, la fatigue du jour, le défaut de repos et le refroidissement des nuits exposent à être malades eux-mêmes. Combien ne voit-on pas de maisons où les maladies se succèdent ainsi d'une manière interminable ? Souvent un seul fournit à la subsistance de tous, et c'est lui que le mal atteint ! Alors la misère est au comble. Le jeûne ou l'aumône ! point d'autre alternative. D'autres fois, c'est le tour de la mère de famille, et le résultat est encore le même; car le mari , pour la soigner et veiller au ménage, est contraint de cesser les travaux qui le font vivre , et de quitter parfois une bonne place, que peut-être il ne retrouvera plus.

La pitié publique s'émeut sans doute. Toutefois, elle s'exhale plus en froides doléances, en souhaits stériles, qu'elle ne fournit à l'infortuné une assistance réelle. On a des parents, des amis, des voisins ; mais les uns sont éloignés, et tous sont, comme vous, pauvres et obligés de gagner leur vie à la sueur de leur front. D'abord, ils mettent à vous servir un certain empressement; mais pour peu que l'affection se prolonge, leur ardeur diminue et finit par s'éteindre. Ceux qui, par le loisir et l'aisance de leur position, pourraient rendre aux malheureux de véritables services, ou n'ont point avec eux d'habitudes familières, ou croiraient leur dignité compromise, s'ils s'abaissaient à leur donner des soins personnels. La vue même de la détresse les dégoûte sans les attendrir, et on ne les voit guère, de leur bourse ou tout autrement, essayer de la soulager. Admettons pourtant que , malgré ces circonstances défavorables, la nature triomphe; que de périls nouveaux, que d'occasions de rechutes pour ces malades pendant la convalescence, soit en raison d'une alimentation grossière et malfaisante, ou d'un travail pénible prématurément repris !

Oh ! pour une âme sensible, c'est vraiment un spectacle triste que cet abandon des malades pauvres de nos villages dans une nation civilisée, où tant de richesses abondent ! Parmi ces hommes, qui sont nos frères, l'inconduite a causé peut-être le malheur de quelques-uns; mais combien d'autres aussi n'ont jamais connu que les privations et les fatigues? Serait-il juste, après tout, de rendre solidaires les enfants des fautes de leurs pères? Certains aristarques de morale, gorgés d'or et de plaisirs, prêchent l'économie à de pâles et maigres ouvriers qui manquent du nécessaire, et leur font un crime irrémissible des moindres plaisirs. Eh bon Dieu ! quelles économies est-il donc possible de faire quand, indépendamment des chômages et des maladies, il faut, avec un ou deux francs par jour, pourvoir à la subsistance et à l'entretien de toute une famille, femme et enfants, et presque toujours payer le loyer d'une habitation? Les ouvriers, disent-ils, sont moins à plaindre qu'on l'imagine. O vous, qui tenez ce langage impie, parce que vous ignorez des souffrances que vous n'avez point endurées ! pénétrez donc dans leurs demeures. Savez-vous que pour beaucoup d'entre eux l'eau est la seule boisson; un pain noir et mat l'unique nourriture? que dans certains ménages, la viande n'entre pas deux fois l'année, et l'usage du beurre est, pour ainsi dire, inconnu? On cite des exemples de gens laborieux et rangés, qui, à force de soins, sont parvenus à une honnête aisance. Mais ces exemples ne font point autorité. Il y a dans la classe indigente des individualités, que les événements favorisent, ou chez qui, l'intelligence et le bon sens suppléant à l'éducation absente, se manifeste un esprit de suite et de prévoyance. Le reste, au contraire, asservi par son imagination restreinte, au joug de la routine et des préjugés, tenterait vainement de franchir le cercle que lui impose la nature.

S'il en fallait un sensible témoignage, la manière dont le médecin de campagne perçoit ses honoraires dans les rangs inférieurs, viendrait la fournir. Deux catégories sont à faire : l'une des clients qui paient, l'autre de ceux qui ne paient jamais. Parmi ces derniers, les uns doivent leur misère à des calamités domestiques, à des pertes, à de longues maladies, à une trop nombreuse famille, à de vieux parents qu'ils ont été obligés de soutenir ; les autres, moins multipliés qu'on le suppose, mais dont le nombre ne paraît grand qu'en raison du scandale qu'ils excitent, y ont été entraînés par leurs débauches. Quant aux premiers, tous sont travailleurs, gens d'ordre et de conduite; beaucoup d'entre eux ont hérité de la maison et du champ paternel, et cependant, qui le croirait, si ce phénomène ne se renouvellait sans cesse, il leur faut plusieurs années pour parvenir à s'acquitter envers le médecin des sommes les plus minimes? On en voit pour 30 fr., 20 fr., 10 fr., 5 fr. même et moins encore solliciter, sans cesse, de nouveaux délais et n'obtempérer qu'à des injonctions réitérées. Certes alors, si la nécessité de vivre n'était une loi pour le médecin, il éprouverait moins de regret à sacrifier son dû, que de répugnance à le demander et à le recevoir !

II. *Imperfections dans les hôpitaux.*

Les hôpitaux, il faut le reconnaître, sont de la part du pouvoir et de leurs administrations spéciales, l'objet d'une louable sollicitude. Toutes les questions, qui se rattachent à leur service et à leur bonne organisation sont en partie posées, comprises et suivies. Partout on s'empresse d'améliorer les constructions anciennes, et d'en ajouter de nouvelles sur un meilleur plan. Le matériel et les ressources augmentent. Néanmoins, quoiqu'on doive espérer de cet entraînement pour un avenir rapproché, il est certains points encore, à l'égard desquels les hôpitaux laissent quelque chose à désirer.

Le rapprochement des lits dans la salle commune, leur défaut de séparation surtout offrent, sans contredit, de notables inconvénients. Les rideaux qui les entourent ne sont point, en effet, un rempart suffisant contre le bruit qui trouble le repos des malades, les mauvaises odeurs, qui les incommodent, et les miasmes qui peuvent provoquer chez eux le développement d'une contagion funeste. La vue d'un voisin malade, qui a peut-être la même affection que vous; le spectacle de ses souffrances et de son agonie, qu'une semblable disposition ne permet point de dérober à vos yeux, sont également de nature à exercer sur le moral une fatale influence, et plus d'une fois assurément ces diverses circonstances ont contribué à l'aggravation ou à la terminaison mortelle des maladies.

D'un autre côté, si les soins médicaux sont administrés avec exactitude et intelligence, il y a beaucoup à reprocher au régime alimentaire. Pain, viande, bouillon, légumes, ragoûts, boissons, tout cela, en général, est d'une qualité médiocre, sinon tout-à-fait inférieure. C'est là, comme l'observe judicieusement M. Thierry, un contraste choquant, qu'on ne puisse procurer un consommé et des potages passables, un mets léger et substantiel, un verre de vin généreux à ceux pour qui on n'épargne rien en médicaments dispendieux. Cependant, n'est-ce pas souvent par une alimentation convenable qu'on parvient seulement à faire disparaître les affections chroniques, qu'on peut réparer sans danger les organisations détériorées, et mener à bonne fin les convalescences, alors que les organes affaiblis n'ont pas encore perdu toute leur susceptibilité? Aussi les rechutes occasionnées par le mauvais régime sont-elles fréquentes dans les hôpitaux.

On se hâte trop également de renvoyer les malades guéris. S'il en est quelques-uns qui trouvent au-dehors de l'hôpital la continuation des soins nécessaires à l'affermissement de leur guérison, au recouvrement de leurs forces, la plupart, dénués de ressources, courent risque d'y rentrer bientôt, par suite des privations qu'ils endurent, ou pour s'être livrés trop tôt à un travail auquel ils étaient incapables de résister.

Les malades atteints d'affections chroniques sont particulièrement l'objet d'une répulsion bien inhumaine. Parce que l'art est impuissant contre leurs maux, dont l'étude ne tarde pas à épuiser la curiosité, on les condamne impitoyablement à mourir chez eux, ou on les traque de salle en salle, comme si, remarque encore M. Thierry, les hôpitaux étaient faits pour les médecins, et non pas pour les malades pauvres, qui ne peuvent se faire traiter chez eux.

Enfin, l'entrée des hôpitaux est généralement refusée pour les affections réputées légères, et notamment pour les ulcères aux jambes. Il y a dans ce refus injustice et inconvénient : injustice ; car, si le mal est de nature à occasionner une incapacité de travail, c'est livrer aux tortures de la faim et de la souffrance ceux qui se trouvent dans l'abandon et le dénûment. Inconvénient ; car, pressés par le besoin, ces malheureux bravent la douleur autant qu'ils peuvent, et continuent leurs travaux ou ne les interrompent qu'à demi ; ou bien s'ils les ont tout-à-fait interrompus, ils les reprennent dès la moindre amélioration. Dans tous ces cas, la maladie, à laquelle le repos et les soins seraient nécessaires, marche lentement vers la guérison, si toutefois elle ne s'étend, ne se complique et ne donne lieu à une infirmité incurable.

L'allégation du trop plein des hôpitaux justifie peu ce procédé, dont l'humanité s'indigne. Peut-être même, en agissant ainsi, ne serait-ce pas plutôt le moyen de les remplir. D'une part, le court séjour que nécessitent les affections légères dans les hôpitaux, ne peut guère contribuer à leur encombrement ; mais, de l'autre, que de lits n'y sont pas indéfiniment occupés pour des affections invétérées: caries, nécroses, gangrènes, etc., principalement dues à une mesure, d'autant plus cruellement irréfléchie, qu'elle frappe en particulier les plus nécessiteux d'entre les pauvres, les autres, par suite d'une répugnance involontaire n'ayant recours à l'hôpital, que dans les affections longues et graves.

III. *Insuffisance des établissements pour les soins à domicile.*

Les établissements pour les soins à domicile sont également susceptibles de quelques remarques. Comme les hôpitaux, ces établissements manquent dans les campagnes, et sous ce rapport, les inconvénients étant les mêmes, nous nous abstiendrons de reproduire les considérations que nous avons plus haut développées. Mais un reproche sérieux à leur faire, c'est qu'ils ne répondent qu'imparfaitement à leur destination. Pour avoir droit aux secours qu'on y accorde, il faut être inscrit au rôle des indigents; or, il est une multitude de *véritablement* indigents, qui par toutes sortes de raisons, ne s'y font point inscrire. Ensuite, on ne délivre les médicaments ou les aliments du dispensaire, que sur la prescription des médecins attachés aux bureaux de charité. Cette formalité, sans doute, offre une garantie nécessaire ; mais elle a en même temps des résultats fâcheux. Ainsi, elle tend à faire peser exclusivement sur les médecins des établissements

de bienfaisance tout le soin des malades pauvres.
Pour suffire à une pareille tâche, évidemment,
quand ils n'auraient pas de soins à consacrer à une
clientelle particulière, leur nombre est trop peu
considérable. Avec la meilleure volonté possible,
ils sont donc obligés de trop espacer leurs visites,
ou de ne pas mettre dans l'examen des malades
toute la maturité désirable. Ceux-ci, on le sent bien
ont peu d'autorité pour s'en plaindre. Ils supportent patiemment cette négligence, acceptent, sans
réclamation, les médicaments qu'on leur octroie, et
même dans les circonstances urgentes, de peur de
froisser l'amour-propre du médecin, qu'ils n'ont
pas toujours à leur disposition, ils hésitent souvent
à demander un médecin ordinaire de la ville.
Quelques personnes, justement touchées du mal
que je viens de signaler, en ont fait contre les médecins des bureaux de charité le texte d'une accusation assurément imméritée. L'ardeur qu'ils mani-
festent d'abord dans l'exercice de leurs fonctions,
finit, dit-on par se ralentir, et vieux au lieu de
céder la place à de plus jeunes, ils conservent un
titre, à cause de l'importance qu'il donne, mais
sans se soucier d'en remplir les obligations. D'abord,
il est à remarquer qu'on vieillit rarement dans cette
charge, puisque la durée en est limitée à 8 ans.
Ce temps ne suffit point pour éteindre un zèle qui
puise son principe dans le bien de l'humanité et le
désir de fonder sa réputation. Mais si le zèle ne
diminue pas, du moins d'une manière sensible, il
n'en peut être de même de l'exactitude qui décroît

nécessairement en raison directe de l'augmentation des occupations particulières.

L'indigence, d'ailleurs, est un état mal défini. Tel vit honorablement du fruit de son travail, ordonne son petit mobilier, réalise quelques économies ; certes, on ne l'admettrait pas au nombre des indigents. Néanmoins, vienne une maladie un peu longue, et bientôt l'argent est dissipé ; les meubles s'en vont aux maisons de prêts sur gages, et longtemps encore, après la maladie, il faut souffrir pour satisfaire à tous les engagements et réparer le désastre. N'est-ce donc pas une indigne immoralité, d'abandonner de la sorte, des gens qui auraient le plus de droit à être encouragés et soutenus, ou de ne leur venir en aide, que lorsque leur ruine est consommée ? Il y a plus, si l'excès de la détresse les force enfin à solliciter une assistance, qui devrait se présenter d'elle même, ils ont à subir des conditions qui peuvent leur déplaire. Cette assistance ; en effet, devant avoir pour intermédiaire les médecins des pauvres, ils sont forcés de quitter celui qu'ils connaissent, envers qui les lie la reconnaissance, qui jouit de leur confiance, pour recevoir les conseils d'un étranger, qui leur conviendra moins, sans doute, et n'aura pour eux ni la même assiduité, ni le même dévouement.

Quant au médecin éconduit, bien qu'assuré de la perte de ses honoraires, il ait réellement à se féliciter de ne plus rendre des soins improductifs, cette violente rupture le blesse profondémet, et cela se conçoit : il est difficile d'assister pendant longtemps un malade, sans que la sympathie, qu'on éprouve pour ses souffrances ne devienne un véritable attachement. Ensuite, l'amour-propre se révolte de voir un confrère exercer, chez vos propres malades, un privilége dont aucune raison légitime ne semble vous exclure. Enfin, il n'est pas moins naturel que l'orgueil scientifique se trouve mis en jeu, si l'on a suivi avec anxiété, comme objet d'étude, toutes les phases d'une maladie. L'accord, il est vrai, peut se supposer entre les confrères; mais la position fausse du médecin ordinaire, qui a perdu toute spontanéité, et ne peut rien prescrire, sans avoir l'assentiment et la signature du médecin des bureaux de charité, rend cet accord presqu'impossible.

Quelques personnes ont été choquées que les notabilités médicales ne soient point attachées aux établissements de bienfaisance. Plus la fonction est onéreuse et pénible, plus il semble, en effet, que le devoir commande impérieusement à ceux qui ont science et fortune, de ne pas s'y soustraire. Cette manière de voir devrait être partagée, si aux charges que cette fonction impose, n'étaient joints quelques avantages, qui la font assez vivement rechercher. Pour un médecin jeune, qui a besoin de vivre, de se produire et de pratiquer, la décharge de la patente, un titre, qui le distingue, une fonction qui multiplie ses rapports, des malades qui l'exercent, et l'empêchent de paraître inoccupé, sont des compensations qui allégent le fardeau. Ceci étant, pourquoi des praticiens, riches et haut placés, usurperaient-ils, au détriment de confrères pauvres, qu'elle arrange, et qui s'en acquitteront mieux, une fonction pour eux inutile et préjudiciable? La plupart d'entre eux, d'ailleurs, ont pu la remplir autrefois, et font peut-être actuellement un service, pour ainsi dire, gratuit, dans les hôpitaux.

Une dernière remarque : Ce que nous avons dit des hôpitaux, à l'occasion du régime, s'applique également aux dispensaires. Le médecin a la faculté d'ordonner tous les médicaments; mais il ne peut varier le choix de la nourriture. Bien plus, relativement à la quantité, il est obligé de se restreindre dans de certaines limites. Ajoutons qu'on n'y délivre ni linges, ni charpies, ni appareils pour les pansements, objets dont sont dépourvus les pauvres, et qui souvent ne seraient pas moins indispensables que les médicaments eux-mêmes.

§ III. Des vices relatifs à l'enseignement.

Les considérations qui doivent faire l'objet de ce paragraphe sont nombreuses et importantes. Nous insisterons particulièrement sur les points suivants: l'admission indistincte de tous les sujets qui se présentent pour l'étude de la médecine; la liberté, sans limites, dont jouissent les étudiants pendant leurs cours; l'insuffisante garantie des examens; le mode défectueux des cours; leur nombre trop restreint; l'atteinte que porte à la vocation des professeurs leur condition d'existence dans la société; l'influence bornée de l'agrégation; les inconvénients attachés au mode actuel des concours ; ceux des dissections, l'imperfection de l'éducation clinique ; l'insignifiance des prix de la Faculté, comme moyen d'encouragement ; la confusion des doctrines, le désordre et l'incertitude de la littérature médicale ; enfin, les circonstances diverses qui nuisent à l'essor complet des sociétés savantes.

I. *Admission indistincte des aspirants à la profession médicale.*

S'il est nécessaire, comme nous l'avons observé, de réunir, pour apprendre et pratiquer avec fruit la médecine, des facultés élevées, le goût du travail et d'autres qualités morales, il est clair qu'en permettant à chacun un libre accès aux écoles, il doit arriver souvent que cette triple condition ne se trouve réalisée qu'à un degré médiocre. Tant de jeunes gens embrassent la carrière médicale par convenance ou par intérêt plutôt que par vocation réelle ! Les preuves d'un tel résultat abondent chez les officiers de santé ; mais pour ne citer que les docteurs eux-mêmes : à côté des hommes distingués, actifs, consciencieux, qu'on rencontre en grand nombre sur les bancs et dans le monde, combien n'en trouve-t-on pas dont les connaissances sont faibles, l'intelligence étroite et sans ressort, l'ardeur et le dévouement plus qu'équivoques ? Poussés là par des parents qui veulent en faire quelque chose, ils achèvent tant bien que mal leurs classes et finissent par arriver à leur but.

A la vérité, le zèle et la moralité des aspirants seraient *à priori* d'une appréciation difficile. D'un autre côté, le double diplôme de bachelier ès-lettres et ès-sciences peut être invoqué, comme une garantie d'intelligence. La première de ces raisons a sa valeur, que nous aurons lieu d'examiner dans une autre occasion; quant à la seconde, la garantie offerte par les diplômes est assurément loin d'être illusoire. Ces titres, le dernier surtout, représentent, quand ils sont légitimement acquis, un véritable savoir, du travail, des capacités. Néanmoins, en considérant la manière dont se passent les examens, l'influence des recommandations sur les juges, la peine qu'on éprouve à humilier de malheureux élèves par un refus, la part qu'on est obligé de faire à la timidité, on ne s'étonnera point qu'en dépit de ces formalités utiles, il n'entre encore dans le corps médical beaucoup de médiocrités. Personne n'ignore, par exemple, avec quel laisser aller, dans les Académies de province, on accorde le grade de bachelier ès-lettres; quel trafic on a fait longtemps de celui ès-sciences dans les facultés autres que celle de Paris; comment, enfin, quantité de jeunes gens qui n'ont pas fait ou qui ont tronqué leurs études, se préparent à ces grades, en confiant hâtivement à leur mémoire tout un programme de questions qu'ils ne tardent guère à oublier. Croit-on d'ailleurs, et les exemples n'en sont pas rares, surtout à l'égard du baccalauréat ès-sciences, croit-on, dis-je, que ceux qui échouent trois ou quatre fois dans leurs examens et qu'on reçoit à la fin par indulgence, soient dans des conditions de force suffisantes? Ne sont-ce pas ces candidats, devenus docteurs, auxquels on oppose avec une apparence de raison, l'élite des officiers de santé? La science de ceux-ci, moindre, mais claire et raisonnée, n'est-elle pas en effet, préférable à celle des premiers, plus vaste, mais confuse et passive? Ajoutons même ici une remarque. On tolère la prise d'un certain nombre d'inscriptions avant la production du diplôme sur les sciences. Ce délai, qui a pour but de faciliter l'achèvement des études scientifiques, ne devrait point distraire entièrement des études spécialement médicales. Mais pour les élèves faibles, il n'en est point ainsi. Non seulement ils l'épuisent et souvent le dépassent, mais ils le consacrent exclusivement à ce qui fait leur préoccupation du moment; en sorte que le temps de leurs études particulières et pratiques, qui devrait naturellement augmenter en raison de leur moindre aptitude, éprouve au contraire une remarquable et funeste diminution.

II. *Liberté absolue laissée aux élèves.*

L'un des plus grands vices de l'enseignement médical, c'est l'absolue liberté qu'on laisse aux élèves. Tous les observateurs en sont frappés. On a proposé des moyens de réforme, quelques-uns même ont fait des essais particuliers, et néanmoins le gouvernement ne songe à suivre ni les conseils des uns ni l'exemple des autres. Cette absence de

règle et de contrôle compromet gravement le triple
intérêt du public, des familles et des étudiants eux-
mêmes. L'homme est ambitieux sans doute, et l'on
pourrait peut-être s'en remettre de son zèle à cette
disposition ; mais il n'est pas moins sujet au découragement, enclin à la paresse et aux plaisirs. Or, à
moins d'une nature forte et presque exceptionnelle,
s'il n'est soutenu, dirigé, stimulé sans cesse, la
nonchalance et le goût de la dissipation triomphent
aisément de l'ardeur et de la volonté. Que de jeunes gens heureusement doués sont ainsi tombés
dans une fatale inaction ! Que de célébrités de collége, dont l'éclat disparaît avec le principe qui l'a-
limentait ! La surveillance continuelle des exercices et de la conduite, les châtiments et les récompenses, l'appréciation comparative et incessante des
travaux dont on fait ressortir en même temps les
qualités et les fautes, le redressement des fausses
idées, la répétition des explications pour les intelligences tardives, tout ce qui, en effet, contribue
dans les colléges à développer le goût, l'émulation,
l'enthousiasme, n'existe plus dans les études pro-
fessionnelles. Et, non seulement alors personne ne
force au travail et ne demande compte de l'emploi
du temps, mais le jeune homme entre dans une
vie nouvelle. C'est lorsque la première effervescence
des passions commence à bouillonner en lui, qu'affranchi de la discipline et d'une contrainte salu-
taires, il vient faire l'essai de son indépendance dans
une ville, où tous les genres de séduction abondent.
Aussi combien, cédant à l'attrait du plaisir et à l'en-

traînement des camarades, sont détournés des occupations sérieuses! Combien consument dans les cafés, dans les bals, dans de funestes liaisons un temps irréparable! Je ne dirai pas que les excès auxquels ils se livrent et les privations momentanées qu'ils sont souvent obligés de subir, peuvent altérer leur santé; qu'ils sacrifient leur avenir; que leurs folles dépenses et la prolongation indéfinie de leurs études portent parfois le trouble dans leurs familles et aggravent pour elles un fardeau déjà onéreux peut-être; ce sont là des calamités individuelles et circonscrites; mais que devient la science? que deviendront les malades auxquels on doit l'appliquer? La science? Au lieu de l'approfondir dans des cours réguliers, dans des traités savants, dans les amphithéâtres, au lit des malades, on l'apprend en abrégé, dans des manuels, dans des leçons hâtives, sur des pièces artificielles. Les malades? Eh bien! on les traitera à peu près au hasard, et la bonne, l'excellente nature en sauvera toujours assez pour édifier votre réputation et étouffer la voix des victimes de votre ignorance!

III. *Faiblesse des examens.*

La faiblesse déplorable d'un grand nombre d'examens ne démontre que trop la réalité du tableau que je viens de tracer. Il y a peu d'années encore, un refus à un examen de médecine était chose rare; aujourd'hui on se montre avec raison plus sévère. Néanmoins, si l'on interroge savamment, si l'on pousse, comme on dit, les candidats forts, quelle indulgence n'a-t-on pas toujours pour les faibles? quels secours n'apporte-t-on pas à leu mémoire troublée, à leur timidité naturelle? que d'efforts pour les remettre sur la voie! que d'oublis l'on excuse! que de réponses vagues dont on se contente. Mais comment en serait-il différemment, lorsque le juge se trouve en rapport pour la première fois avec un élève dont il ignore l'assiduité, les moyens, la moralité? Connaît-il toute la profondeur du mal? N'aime-t-il pas à supposer moins de paresse et un fond meilleur que l'apparence? Ne redoute-t-il pas de commettre une injustice envers un jeune homme que l'émotion trouble peut-être, ou que la confusion des idées qu'on entasse dans sa mémoire à l'époque d'un examen, empêche de bien répondre? Les examens ne présentent donc pas en réalité les garanties désirables. On affiche, il est vrai, les listes des candidats examinés, et l'on indique par des notes le degré de mérite de chaque épreuve. C'est là un moyen d'excitation, dont on aurait tort de contester la valeur; mais qu'importe? Ceux qu'on note mal, qui n'obtiennent que le médiocrement satisfait, n'en sont pas moins reçus, appelés à partager les mêmes devoirs et les mêmes prérogatives que les plus capables. Le public ne met entre eux aucune différence. Qui ne sait même que par plus d'habitude de la société, à laquelle ils ont sacrifié leurs études, par un certain esprit d'intrigue, les premiers obtiennent souvent la préférence au préjudice des seconds?

IV. *Fréquentation et forme des cours.*

La manière dont les cours sont faits et suivis contribue beaucoup à ce désordre. Au moins, si au dehors on ne s'occupe en aucune façon de ce que font les élèves, devrait-on les contraindre à assister aux leçons. Mais, qu'ils les fréquentent ou non, personne ne s'en inquiète ou n'y trouve à redire. On délivre à chacun une carte qui donne , c'est le mot consacré, *droit d'entrée* aux cours, comme s'il s'agissait vraiment d'une faveur personnelle et non d'une essentielle obligation. Que d'élèves aussi ne font que de rares apparitions à l'école ! Que de maîtres instruits professent dans des amphithéâtres déserts, parce qu'ils ne possèdent pas à un assez haut degré ce don de l'éloquence qui charme et attire un nombreux auditoire :

La forme des cours est surtout loin de valoir celle mise en usage dans nos collèges. Le professeur à beau mettre de l'art dans l'exposition de son sujet, s'exprimer avec une force, une netteté, une élégance, qui provoquent l'admiration, il est évident que l'élève, borné à l'écouter, ne peut avancer avec la même rapidité , que s'il s'exerçait sans cesse à des devoirs qu'on corrige , et sur lesquels on entre avec lui dans de suffisantes explications, en présence de ses condisciples. Ici, en effet, outre qu'on s'assure d'un travail raisonnable dans l'inter

5

valle des classes, ce qui n'est déjà pas un petit avantage, toutes les facultés actives de l'entendement sont mises en jeu. L'élève réfléchit, imagine, combine, raisonne, et les explications multiformes viennent au besoin redresser les erreurs ou les imperfections de ses idées. Dans l'autre cas, au contraire, l'élève est pour ainsi dire passif; on s'adresse presque exclusivement à sa mémoire, dépôt alors d'autant plus infidèle, que les paroles sont fugitives, *verba volant*. D'ailleurs on ignore toujours s'il a bien ou mal, ou tout compris. Dans certaines chaires, et notamment dans la chaire sacrée, cette forme d'enseignement où l'on discute devant un public silencieux, peut convenir, soit par l'impossibilité de communiquer une instruction individuelle, soit par la nature même des objets dont on traite, comme, par exemple, lorsqu'on a pour but d'émouvoir, de convaincre, ou d'entraîner, d'exposer certaines notions générales, de faire ressortir des aperçus utiles, de démontrer l'ensemble ou l'enchaînement des évènements, etc.; mais elle est absolument défectueuse pour l'étude d'une science, dont les vérités particulières et les faits positifs nombreux que suit l'application, demandent à être approfondis dans leurs plus petites circonstances. Que chacun se reporte au temps de ses études! Combien de difficultés ont exigé de pénibles efforts, dont un éclaircissement précis eût rendu la solution facile? Que de fausses idées on prend et on conserve longtemps, sinon toujours! Que de fois, éprouvant le besoin d'un avis ou de documents, qui manquent, ne sent-on pas son ardeur s'éteindre ? En droit, où les inconvénients que je signale existent également, on peut à la rigueur suppléer à l'insuffisance des leçons par le secours des livres ; mais en médecine, en anatomie, en physique, en chimie, en toxicologie, etc., etc. ; cela est impossible ; car, à l'égard de ces sciences, voir, toucher, manipuler, expérimenter, etc., sont des conditions essentielles, dont l'absence porte un grand préjudice à la pratique.

V. *Insuffisance du nombre des cours.*

Si les matières enseignées dans les cours le sont d'une manière imparfaite, le nombre de ces cours n'embrasse pas non plus la totalité des connaissances, dont l'étude présente un véritable intérêt pour le médecin. C'est ainsi que les maladies syphilitiques et cutanées, dont le nombre est si considérable, le diagnostic parfois si difficile, le traitement si vague et délicat, ne figurent point dans le programme de l'école. Il en est de même des maladies des enfants, que la mobilité des accidents les plus compliqués et l'irritabilité des sujets rend si douteuses et si graves, et des affections mentales, **qui,** pour être moins variées dans leurs formes et soumises à une thérapeutique plus théorique, n'en offrent pas moins des particularités curieuses et pratiques. Le déplacement, auquel on est obligé pour aller les étudier dans des hôpitaux très-éloignés, fait qu'elles restent à peu près inconnues à la plupart des praticiens, et il résulte de cette ignorance une suite d'erreurs journalières dont le public n'est pas seulement la victime, mais qui compromettent la profession et favorisent le charlatanisme.

La science microscopique, maintenant très-riche, et qui pourrait venir admirablement en aide à la chimie pour pénétrer une foule de phénomènes physiques, physiologiques et pathologiques, est également sans interprète; l'histoire de l'art, de ses progrès, de ses découvertes, des hommes de génie qui les ont opérées, ne se borne pas à satisfaire une vaine curiosité; elle est une source de féconds enseignements. En étudiant le passé de la science, on comprend mieux son état actuel; chaque problème à moins de mystères; on se convainc qu'une multitude d'aperçus, de remèdes ou de procédés ont été à tort négligés; on est en garde contre de fausses doctrines, qui se reproduisent, différentes en apparence, mais semblables au fond; enfin, on évite soi-même de tomber dans des erreurs déjà combattues. Eh bien! cette histoire, qu'aux yeux du monde même il est presque honteux d'ignorer; cette histoire, qui est à elle seule un enseignement complet, il n'y a personne qui la professe! Et ceux-là sont rares, parmi les médecins, qui en possèdent les notions les plus élémentaires. La même remarque s'applique encore à la médecine zoologique, dont tout le monde reconnaît aujourd'hui les nombreux points de contact avec la médecine humaine, et dont l'étude comparative ferait assurément jaillir une vive lumière sur des fonctions obscures, sur l'étiologie de certaines maladies et sur le mode d'action de divers médicaments. Enfin le dirai-je, si les qualités morales du médecin, si son dévouement a ses malades, son habileté et sa douceur à les interroger, sa patience et sa fermeté dans l'occasion, sa prudence, sa réserve, sa probité, etc., exercent tant d'influence sur les maladies, sur les dispositions du public, et sur la destinée du médecin lui-même, comment a-t-on pu jusqu'ici négliger cette partie si considérable de l'éducation médicale? Ces qualités, en effet, ne sont pas toutes et toujours innées. Les meilleures natures, pour atteindre la perfection et ne pas commettre de fautes, ont besoin de culture et d'encouragements, et il n'en est de si mauvaises sur lesquelles le précepte, l'exemple, ou au moins l'habitude ne soient susceptibles d'exercer quelque influence.

VI. *Imperfection des cours.*

Il faut, d'ailleurs, le remarquer, tous les cours ne sont pas faits avec cette précision, cette étendue de ressources que l'on aurait droit d'attendre du talent incontestable de ceux qui les professent. « La science humaine, a dit ingénieusement un habile écrivain, est comme un liquide qui s'évapore et diminue, si l'on n'a soin d'y ajouter sans cesse. La mémoire a besoin d'un continuel exercice, l'esprit de recherches incessantes, pour réparer les brèches que l'oubli laisse dans nos connaissances. A la longue, les idées s'obscurcissent, leur enchaînement disparaît. » Comment n'en serait-il pas ainsi pour la plupart des professeurs, dont les instants sont si exactement remplis par la fréquentation du monde, les affaires domestiques, les occupations que donne une grande clientelle, et parfois aussi des travaux particuliers? Il y a , en effet, au milieu de ces conditions peu de place pour l'étude et la réflexion, sans lesquelles néanmoins il ne peut y avoir de leçon féconde et nourrie. Si l'on ajoute qu'à l'âge où l'on arrive au professorat, le zèle commence à se refroidir ; qu'un devoir dont on s'acquittait avec plaisir naguère est bientôt considéré comme une charge onéreuse, que cette tiédeur augmente encore par l'insuccès, on ne s'étonnera point que les cours dégénèrent en vraies causeries, où dominent la routine et les réminiscences, et que le professeur ait cru avoir atteint son but, lorsqu'il est parvenu à fournir sa carrière d'une heure par des paroles plus ou moins agréablement débitées.

VII. *Vices de l'agrégation.*

L'agrégation pourrait combler en partie ces lacunes, si elle répondait entièrement à l'esprit de sa fondation; on n'eut point, en effet, pour but unique, en créant cette institution, de former pour le professorat des hommes de savoir et d'éloquence, mais de fournir surtout d'indispensables auxiliaires aux professeurs, des guides et des tuteurs aux élèves. Malheureusement, l'agrégation est loin de réaliser ces derniers avantages. D'une part, elle n'impose aucune charge obligatoire, sinon moralement, et de l'autre, les ressources minimes qu'elle procure en raison du travail nécessaire pour l'obtenir, et le peu de moyens qu'on met à la disposition des agrégés, empêchent ceux-ci de rendre leur mission fructueuse autant qu'elle devrait l'être. 800 a 900 fr. de rétribution annuelle prélevés sur les droits d'examen ne suffisent point pour assurer l'existence. Il faut courir la clientelle ou s'adonner à des travaux particuliers, qui rapportent. Dès-lors, on n'envisage point dans l'agrégation, le devoir impérieux dont il convient de s'acquitter, mais l'utilité qu'on en retire, un moyen de s'avancer dans le monde, un degré pour s'élever aux places. L'intérêt seul détermine les agrégés dans le choix des parties de la science qu'ils cultivent ou qu'ils enseignent; et presque toujours, au lieu de concentrer toutes leurs forces sur un sujet qu'ils approfondiraient, ils les éparpillent sur plusieurs, afin de se ménager des chances pour toutes les éventualités. De là, comme, du reste l'expérience le démontre, l'importance moindre des cours secondaires. D'ailleurs, outre que beaucoup d'entre eux ont lieu d'une manière irrégulière et incomplète, ils méritent les mêmes reproches que ceux des professeurs en titre, dont ils ne diffèrent que par l'infériorité naturelle de l'orateur. C'est toujours un maître qui parle seul à des élèves qu'on laisse parfaitement libres de venir ou non l'écouter, et avec lesquels ne s'établit jamais aucun rapport direct. Les étudiants laborieux suivent ces cours; les autres s'en dispensent. A la vérité, à côté des cours gratuits, il y a des cours payants, professés par les agrégés eux-mêmes, et dans lesquels existent ces utiles communications dont nous venons de déplorer l'absence; cours où l'on exerce les élèves par la vue, le toucher, la pratique; mais, outre que ces cours payants étant un objet de spéculation, sont faits au pas de course, la quantité relative de ceux qui les fréquentent est peu considérable. La raison d'économie en écarte un grand nombre. Ceux-ci, ayant à peine de quoi suffire aux dépenses strictement nécessaires; les autres prodiguant dans de folles extravagances l'argent de leurs parens.

II. *Abus de la dissection.*

L'absence de toute direction et l'abus qu'on fait des cadavres ne nuit pas moins aux études anatomiques, dont personne ne peut nier l'extrême utilité, puisque sur cette base essentielle repose la connaissance des fonctions et des maladies. Vainement prétendrait-on qu'une notion générale et approximative des dispositions organiques suffit à la pratique de la médecine. La plupart des praticiens sont à la fois médecins et chirurgiens. En outre, la science des rapports et de la structure des organes est aussi indispensable, si même elle ne l'est davantage, au traitement des maladies médicales qu'à celui des maladies chirurgiales; et c'est, sans contredit, au défaut de précision des données anatomiques que sont dus, en partie, les juge-

ments faux ou incertains qu'on porte trop fréquemment dans les affections du cerveau, de la poitrine,
du cœur, du ventre, des articulations, etc. Les
hôpitaux, pourtant, fournissent, pour la dissection, de précieuses ressources. Mais, soit insouciance et paresse des uns, soit obstacles ou manque
d'encouragement au zèle des autres, elles sont loin
d'être utilisées, comme elles devraient l'être. D'une
part, la dissection est presque interdite dans les hôpitaux, et il y a à cela un triple inconvénient. D'abord,
les élèves, attachés aux hôpitaux éloignés, sont
astreints à un fâcheux déplacement pour se rendre
aux amphithéâtres communs ; en second lieu, non
seulement beaucoup de cadavres peuvent s'altérer
pendant le transport, mais, ou, pour les besoins
de la dissection on les laisse entiers, et alors on est
privé d'en faire l'ouverture ; ou on pratique cette
ouverture, et alors, comme on n'a pas le même intérêt à les ménager que s'ils restaient dans l'hôpital, ils arrivent dans un état de mutilation très-
défavorable. Enfin, bien que nous n'approuvions
pas cette mesure irréfléchie du conseil des hôpitaux.
qui sous prétexte de pitié envers les morts, tendait
à proscrire dans ces établissements les autopsies,
dont il serait bon, même en ville, d'encourager
l'usage, il y a dans ce charriage des restes des malheureux de l'hôpital à la salle de distribution, de
celle-ci aux amphithéâtres, et des amphithéâtres,
où ils subissent parfois une si dégoûtante corruption, aux cimetières, quelque chose qui nous
paraît blessant pour l'humanité. D'autre part, l'a-

bandon des cadavres à la discrétion d'élèves sans expérience, et leur répartition inégale par suite du privilège des élèves de l'école pratique, donnent lieu à de fâcheux résultats. Bien disséquer est un art difficile, si l'on n'approfondit les règles, si l'on n'est guidé par un anatomiste exercé, beaucoup de temps se passe; on abîme bien des sujets, avant de faire une préparation convenable. Aussi voit-on des élèves, après avoir passé deux et trois années dans les amphithéâtres, être d'une faiblesse extrême en anatomie. Ajoutons que, pour avoir droit à un cadavre, il faut se faire inscrire au nombre de cinq; mais que certains élèves, à l'aide des cartes des élèves de l'école pratique, qui ne dissèquent point, trouvent moyen d'accaparer les sujets, et de ne travailler dessus, que deux ou trois au lieu de cinq, et souvent d'une manière irrégulière. C'est de la sorte que la pénurie succède à l'abondance, que de nombreux débris restent à pourrir ignominieusement sur les tables, tandis que ceux qui, à raison de leur faiblesse, en auraient le plus de besoin, se procurent avec les plus grandes difficultés des matériaux d'investigation. Comment, dans de pareilles conditions, briller dans les examens, et de quel droit les juges s'y montreraient-ils exigeants? Car l'étude des pièces préparées supplée mal à celle de la nature, et il y aurait violence, lorsqu'on devrait leur fournir toutes les facilités, à contraindre des élèves, qui font déjà tant de sacrifices, à suivre une direction payante.

IX. *Imperfection de l'instruction clinique.*

Que dire encore de l'instruction clinique dans les hôpitaux? Dans ce vaste champ d'observation, on peut étudier les maladies sous leurs formes les plus variées, dans toutes leurs modifications; voir réunis les cas les plus rares; approfondir les propriétés, la préparation, le mode d'administration et les effets des médicaments. Certes, pour apprendre un art dans lequel l'expérience est, du consentement de tous, si importante, si longue et si difficile à acquérir, ce ne serait pas trop de sacrifier une grande partie de chaque jour, pendant la durée entière des cours, à fréquenter ce précieux théâtre. Mais, par malheur, les faits et de récentes mesures attestent que cela n'est pas. L'insuffisance générale des notions pratiques est notoire, et c'est pour obtenir à cet égard de plus fortes garanties, qu'il fut décidé, il y a quelques années, que les troisième et cinquième examens, qui jusque-là avaient été purement oraux, consisteraient à l'avenir en des épreuves au lit des malades; et que, naguère, cette décision n'ayant point produit tous les résultats qu'on s'en était promis, on vient d'en adopter une autre, qui oblige tous les élèves à faire au moins une année de service, comme externe, dans une salle d'hôpital. Nous apprécierons plus loin la portée de ces deux décisions. La cause principale du mal qui vient d'être signalé, est, sans contredit, la fatale liberté, dont usent trop d'étudiants, qui jamais n'assistent aux visites et aux cliniques. Mais il en est plusieurs autres. Et d'abord , l'empiétement des branches en quelque sorte accessoires, sur la partie véritablement fondamentale de la médecine. Sans doute il faut reconnaître la haute importance des connaissances mathématiques , de la physique , de la chimie , de la botanique , etc. Toutefois, il n'est pas moins fâcheux que l'étude de ces sciences occupe souvent aux dépens de la clinique la moitié et même plus de la totalité des cours. Est-il possible ensuite en dix-huit mois ou deux ans, de perfectionner suffisamment l'éducation pratique, d'observer assez d'affections diverses et de faits importans, quoique peu communs? Il serait bien, en effet, de coordonner tellement ces différents genres d'études, qu'aucune n'eût à souffrir de la culture des autres. En second lieu, les leçons cliniques, quoique faites avec éclat pêchent de deux façons. D'une part, la difficulté de bien examiner les malades, résultant du grand nombre d'élèves, qui se pressent autour des lits, fait qu'on en profite moins ; et de l'autre, si l'on développe avec le plus grand soin, tout ce qui a trait au diagnostic, chose bonne et utile, on a le tort grave, en fait de traitement, de n'entrer dans aucun détail ; et de s'en tenir aux données les plus générales. A l'exemple du maître, le disciple dans sa pratique croit avoir tout fait, quand il a reconnu la maladie ; il exerce moins de surveillance sur la bonne administration des médicaments, et confond souvent, faute de s'appliquer à les distinguer, les effets de ceux-ci avec les phénomènes naturels de la maladie. Enfin, l'externat ne comporte point tous les avantages dont il serait susceptible. Cette fonction ne consiste guère que dans la pratique de la petite chirurgie. C'est quelque chose, il est vrai; et l'inexpérience presque incurable de la plupart de ceux qui n'ont point été externes dans les pansements, les plus simples opérations, et notamment la saignée, a eu dans plus d'une occasion de tristes conséquences; mais cela ne peut suffire. Bon nombre d'externes considèrent leur service comme une tâche, dont ils ont hâte d'être délivrés. A peine suivent-ils la visite du médecin, et jettent-ils sur les malades qu'ils soignent un coup d'œil superficiel. D'ailleurs, à l'exception des rares élèves attachés aux cours de clinique, les autres ne reçoivent des chefs aucun enseignement. Ceux-ci, dans leurs visites, se bornent, d'ordinaire, à prendre une idée de la maladie et à prescrire le traitement. Ils ne s'inquiètent nullement du progrès des élèves, qui livrés ainsi à eux-mêmes, sont incessamment exposés, dans l'examen des malades et l'interprétation des symptômes des maladies; à rencontrer l'erreur au lieu de la vérité, ou à n'acquérir que des connaissances vagues et incomplètes. Puis, voyez: il y a une pharmacie où l'on prépare les médicaments, des élèves qui les distribuent, des gens qui les administrent; il se passe dans l'intervalle très-éloigné des pansements une foule de phénomènes, et l'externe reste presque complétement étranger à toutes ces circonstances intéressantes. Etonnez-vous, d'après cela, que cet exercice salutaire, malgré la perspective de l'internat, devienne quelquefois stérile en résultats positifs!

X. *Vices des concours.*

Les concours, qui pourraient produire un si grand bien, ne sont pas eux-mêmes à l'abri de nombreux inconvénients. Leur utilité a été vivement controversée, et, de part et d'autre, on a mis un égal talent à faire valoir tous leurs avantages ou à démontrer les abus et les injustices, dont ils sont la source.

En principe, le concours paraît éminemment juste, favorable et progressif. Dans l'élévation aux places des gens les plus dignes, qui est son but, il n'y a pas seulement hommage rendu à la morale et à la justice par le prix légitime accordé à la capacité, la société y gagne de diverses façons dans le présent et dans l'avenir. Car, si ces places étant créées à son profit, il lui importe qu'elles soient bien remplies, le concours, par un effet direct et par l'émulation qu'il excite, peut amener, dès à présent, et préparer pour la suite, cet heureux résultat. Par tout autre mode de nomination, il ne suffit pas d'avoir des titres souvent difficiles à apprécier, et qu'au reste une plume complaisante, une assistance étrangère ont plus d'une fois procurés, la position et la faveur sont surtout nécessaires. Avec le concours, les qualités factices ou d'emprunt disparaissent. Le mérite pauvre et modeste, sans bassesse et sans autre appui que lui-même, peut sortir de son obscurité et prétendre à recueillir le fruit de ses veilles.

Car l'autorité du savoir, soutenue par l'assentiment public, triomphe même des répugnances et des secrètes dispositions du jury et conjure de dangereuses influences.

Mais, c'est peu que les services ou les chaires soient de préférence occupées par le talent et l'éloquence; en général, ceux que le concours élève, sont aussi les plus intelligents, les plus ardents, les plus laborieux. Cette circonstance, indépendamment du mérite personnel, offre, pour l'avenir, une forte garantie de travaux et de progrès. Car chez ces hommes que l'aiguillon de la gloire ne cesse d'animer, et chez lesquels l'habitude de l'ambition et du travail devient un impérieux besoin, la raison l'indique et l'expérience le confirme, l'activité croît tant qu'il reste des grades à conquérir, et le ralentissement, qui suit d'ordinaire une position désormais acquise, est beaucoup moins à redouter.

M. Dubois d'Amiens, a signalé avec grande raison un autre avantage du concours; c'est qu'il exige des connaissances approfondies sur la science entière et en particulier sur toutes les parties de celle qui en fait l'objet. Il serait, en effet, difficile d'aborder avec succès certains problèmes, si l'on ne tirait des lumières que se prêtent les diverses questions un ensemble suffisamment varié d'éléments dont dépend leur solution. Rien, d'ailleurs, n'est susceptible d'induire en erreur comme les réputations. Tel brille par d'importantes découvertes. Mais si le sujet de ses recherches est isolé et circonscrit, profond sur quelques points, il pourra sur le

reste être plus faible que d'autres moins renommés.
Cet homme méritera une place dans le catalogue des
savants et un fauteuil académique, mais il manquera
d'aptitude pour appliquer ou démontrer une
science, dont il n'aura point exploré convenable-
ment une grande étendue!

L'incertitude sur cette question si agitée du concours vient de ce que, au lieu d'en pénétrer le fond,
on a raisonné sur des particularités. Partisans et
adversaires, préoccupés exclusivement de l'intérêt
des personnes, n'ont guère été au-delà des prétentions et de l'agitation que chaque concours soulève ;
et dans les abus d'exécution qui ont frappé tout le
monde, chacun, selon ses impressions, a vu, soit de
simples imperfections inséparables des meilleures
institutions, soit des indications de réforme, ou de
sérieux motifs d'abolition. Examiné de cet horizon
rétréci, le revers de la médaille paraît réellement
triste ; car le cœur de l'homme s'y montre parfois
avec tout son égoïsme et toutes ses faiblesses.

Tel qu'il est pratiqué aujourd'hui, le concours
offre des vices dont les uns semblent résulter de son
principe même, et les autres appartenir à un mécanisme que peut-être il serait possible de modifier.
Parmi les premiers, l'impossibilité occasionnée par
une maladie d'assister au concours, n'est pas le
moins grave, surtout si la position qu'on ambitionne
est rare et importante. N'est-il pas poignant, en
effet, qu'une fortuité malheureuse, annihile,
quelquefois indéfiniment, une série de titres péniblement acquis et qu'une nomination directe ou

par présentation eût pu consacrer. Trop souvent aussi, la fatigue et l'inquiétude aux approches et durant les épreuves d'un concours, exercent une action funeste sur les intelligences les mieux douées. Enfin, on ne peut révoquer en doute que le besoin de montrer à jour et à heure fixes une science vive et facile, ne prive d'aspirer à des charges qu'ils seraient à tous égards dignes de remplir, une foule d'hommes distingués qui, ayant le travail difficile, parce qu'il est profond et médité, les demanderaient vainement au concours. Ces considérations, dont la dernière seule a été entrevue, ont sans contredit de l'importance. Remarquons, cependant, quant au premier point, que cette exclusion d'hommes d'élite exceptionnels par suite de maladie doit avoir été peu fréquente, puisqu'elle n'a point fait sensation. Qui prouve d'ailleurs que, sans le concours, ces hommes n'auraient point été sacrifiés! L'intérêt public, notre guide en cette circonstance, en peut recevoir quelque atteinte, cela est vrai. Mais le sort d'une position dépend-il donc d'un seul individu, que la mort peut ravir en un instant? Les mêmes réflexions s'appliquent en partie à la seconde remarque. La troisième est plus embarrassante. Il faut observer toutefois, et les exemples ne manqueraient point à l'appui de cette observation, que les capacités véritables, à qui l'arène des concours est ainsi interdite, ne manqueront guère de s'ouvrir d'autres carrières fructueuses où leur talent jouira d'un libre essor. Il arrivera même, et ceci doit être ajouté, que parmi ceux qui obtiendront du concours les postes qu'on leur aurait accordés, beaucoup seraient restés dans l'ombre, dont le nom est destiné à un juste retentissement dans la science.

Les arguments qui ressortent des défauts ci-dessus mentionnés, se trouvent ainsi très-affaiblis; mais on rencontre des objections plus directes et plus spécieuses. En contemplant l'organisation du concours, les conditions de son application et ses effets immédiats, on devinerait aisément, à défaut des faits, que les épreuves écrites ou orales dont il se compose et le jugement de ces épreuves ne présentent point les garanties désirables. Supposez dans le jury, dont l'arbitraire est absolu, l'impartialité la plus complète : à quelles chances d'erreur n'est-il pas exposé? Combien, à la simple lecture, ou d'après l'improvisation, n'est-il pas difficile de comparer le mérite relatif des candidats sur des questions communes ou particulières, traitées par chacun avec un esprit, un style et sous des points de vue différents? Comment se soustraire aux impressions d'un débit ou d'une élocution plus ou moins séduisantes? Mais cette impartialité supposée est presque un être de raison. Le juge est homme, c'est-à-dire asservi à l'erreur, aux passions, aux intérêts. Il ne peut être exempt de préventions, de préférences ou d'affections. Comment alors ces sentiments n'agiraient-ils pas sur lui à son insu? N'aura-t-il pas pour ceux qu'instinctivement il favorise une indulgence involontaire, et plus de rigueur pour ceux que ses vœux secrets repoussent? Que sera-ce donc si, animé d'intentions mauvaises, ou circonvenu par de perfides suggestions, il siége au jury avec la volonté de servir l'un au préjudice de l'autre? Quel vaste champ ouvert alors aux interprétations? Vainement l'opinion publique se prononce ; il trouvera mille détours pour justifier sa conduite, exaltant ou abaissant selon ses vœux lés qualités et les imperfections de chaque épreuve, et se retranchant au besoin dans ses impressions !

Telle est l'origine des scandales d'un grand nombre de concours ; car ce dernier cas est commun. Dans ces circonstances, un juge pénétré de la gravité de ses fonctions, sans cesse en garde contre luimême deviendrait en même temps inaccessible à tout le monde. Il est loin d'en être ainsi ! que de passions sont mises en jeu ! que d'intrigues se croisent ! malheur à qui manque d'un puissant patronage ! Là, comme à l'Académie, qui le croirait, on est tenu de courtiser les juges , et quiconque s'abstiendrait de la plus immorale des visites pourrait compter d'avance sur son élimination ! L'habitude a tellement voilé les notions du juste et de l'injuste, qu'on en est venu à ériger en vertus les actes les plus condamnables ! Donner à un protégé une place dont on frustre un candidat plus digne , s'appelle rendre service à ses amis, comme si, même pour soulager un malheureux dans la détresse, il était permis de fouiller impunément dans la poche d'autrui ! Songez néanmoins, ô vous qui cédez sans hésitation à ces lâchetés criminelles , que la fin ne justifie les moyens que dans le code jésuitique ; et qu'au fond, si l'usage semble vous absoudre , entre vous et ces complices de vol contre qui les tribunaux sévissent, il n'y a en réalité aucune différence! Comme eux, vous contribuez à dépouiller le légitime propriétaire. Que dis-je? souvent ne faites-vous pas davantage en nuisant à sa réputation, en brisant son avenir? mieux vaudrait, du moins pour celui qui a des droits, tomber aux mains de brigands qui n'en voudraient qu'à sa bourse, que d'être jugé par un jury disposé à les méconnaître! comme eux aussi, vous profitez de votre crime, car ce qui vous revient, en reconnaissance et en réciprocités, en est un prix aussi réel que le serait l'or lui-même. Quelque préférence, dans le doute, se justifie; mais on a vu des trafiquants de votes, liés d'avance par des promesses sans réserve, fouler aux pieds avec une incroyable impudeur tout sentiment d'équité et de convenance.

Ainsi le concours tend à devenir le patrimoine de quelques intrigants se faisant la courte échelle. On trouve tout naturel d'ouvrir à ses fils, à ses neveux, à son entourage les voies illicites par lesquelles on est parvenu. Les coteries s'organisent avec leurs intérêts solidaires, attirant ce qui leur est homogène et repoussant ce qui leur est contraire, c'est-à-dire l'homme intègre qui pourrait traverser leurs desseins ou le génie qui menace de les éclipser. Ce tableau est de nature sans doute à révolter les cœurs honnêtes et bien placés. On rougit de voir jouer au grand jour cette comédie démoralisante, où la déception est souvent, pour le mérite crédule, tout le fruit de pénibles efforts et d'un long sacrifice de temps.

Pourtant si l'on a raison de s'indigner de honteuses manœuvres, qui n'influent que trop sur les décisions d'un jury faible et partial, on aurait tort d'en exagérer l'effet et la portée. L'abus est inséparable de l'usage dans toutes les institutions humaines, et pour préférer l'une à l'autre, il convient de mettre dans la balance la somme du bien ou du mal qu'elles peuvent produire. Tous les jurys, il faut le reconnaître, ne sont point composés d'hommes dociles, complaisants, dont le cœur soit fermé à tout sentiment de justice. Il y a toujours parmi les juges des gens de probité, qui s'honorent de prendre la défense du talent, et le talent d'ailleurs est un éloquent avocat pour lui-même. Involontairement on s'intéresse à lui, et sa défaite dans de premières luttes devient la cause même de son triomphe assuré dans des luttes nouvelles ; car il finit souvent par trouver des appuis importants en ceux qui d'abord lui furent hostiles. En outre, dans l'hypothèse d'un autre mode de promotion, son sort serait-il meilleur ? Si le talent, mis en évidence, succombe faute de protection, réussira-t-il mieux en demeurant dans son obscurité ? Un candidat injustement proscrit dans un concours n'aurait vraiment eu de chances ailleurs qu'autant que l'éclat de sa réputation eût été la seule cause de son exclusion ; et alors le mal est petit, car la persécution grandit plus qu'elle ne rapetisse les hommes forts et populaires, à qui les moyens manquent rarement pour triompher de l'injustice et écraser l'envie. Hors ce cas spécial, l'intrigue que ne modère plus le respect humain a ses coudées franches et s'exerce sur une large échelle. La foule des compétiteurs s'augmente de tous ceux que l'idée seule de concours met en fuite, et parmi lesquels, peut-être, les choix iront se fixer de préférence. Que des gens influents, dont le crédit ne repose pas sur une base solide, ou qui ont à pourvoir des fils ou des parents peu capables ou paresseux, décrient le concours ; cette conduite est conséquente ; mais, aux yeux des personnes équitables et désintéressées, l'interdit impitoyablement lancé sur les médiocrités ambitieuses est un résultat immense. C'est du moins ailleurs que dans les salons et les antichambres qu'il leur est nécessaire d'acquérir des titres ; et sous ce rapport même, si, par impossible, quelques médiocrités parvenaient, il résulterait un double bien : pour les places qui seraient moins mal remplies, et pour les élus chez qui le goût de l'étude et l'ambition pourraient être le fruit tardif des efforts qu'il convient de faire et des lumières qu'on est contraint de se procurer.

La question présente d'autres faces encore. Ces soins onéreux que réclame le concours, et qu'on déplore de ne pas voir toujours équitablement récompensés, sont loin d'être stériles pour celui qui échoue, après en avoir subi les épreuves avec distinction. Quand on débute jeune, l'élévation n'est le plus souvent qu'une question de temps. Dans le monde et parmi les confrères, une juste et utile considération vous environne ; et il est d'ailleurs des positions secondaires dont cette considération vous facilite immanquablement l'accès. Voici un fait surtout sur lequel on ne saurait trop fixer son attention : c'est le nombre des candidats instruits, qui se disputent les vacances un peu importantes, et entre lesquels un choix judicieux est difficile à faire. Dans ce nombre, évidemment, il s'en trouvera plusieurs à la capacité de qui un appui efficace servira d'égide. Joignant un double avantage, ils lutteront avec succès contre la médiocrité à laquelle la protection deviendra inutile. Il s'ensuit que si l'arrêt du scrutin immole les droits de quelques individus, la société du moins sera satisfaite, le nom sortant de l'urne, étant nécessairement celui d'un sujet capable. Enfin, il faut considérer l'ensemble des effets du concours! que de recherches et de travaux ne provoque-t-il pas? que d'ardeur pour amasser des antécédents qui concilient la faveur ou la neutralisent! que d'études approfondies et multipliées pour paraître avec honneur dans ces joûtes publiques! Ce n'est pas tout, l'élan se communique au dehors ; on suit avec empressement, avec passion, les luttes où de vigoureux champions paraissent. La jeunesse, pour qui elles ont un singulier attrait, y puise de bonne heure l'enthousiasme, le besoin d'apprendre, le vif désir de se distinguer. Qui donc, dans ce mouvement des esprits, dans ce développement d'émulation générale, n'aperçoit le germe des plus heureux fruits, une certitude de progrès, de découvertes et d'études fortes qui assurent à la fois et l'avancement de la science et la supériorité du personnel médical ? Supprimez le concours, tous ces avantages disparaissent. La protection étant, pour s'élever, le marche-pied le plus sûr, on demande à l'intrigue ce qui ne devrait être que le prix du travail. Au lieu d'épuiser ses forces dans les recherches des bibliothèques, dans les méditations du cabinet, dans l'observation des hôpitaux, on cultive les grands, on fréquente les boudoirs, on se prostitue aux maîtres. Le métier de courtisan est honteux, mais profitable et facile ; l'avilissement qu'il donne, se rachète amplement par les bénéfices, qu'on en retire. L'activité générale et particulière, perdant ainsi son principal véhicule, tout retombe dans une funeste langueur.

Dans l'état actuel des choses, le concours mérite donc une préférence incontestable et les résultats sont là pour attester sa féconde influence. Il donne lieu, sans doute, à de fâcheux abus ; mais ces abus, plus saillants encore que considérables, s'effacent dès qu'on les compare aux bienfaits. Préjudiciables à quelques intérêts personnels, ils nuisent beaucoup moins à la chose publique ; et d'ailleurs nous verrons bientôt qu'on a proposé et qu'il y a lieu de proposer encore des modifications praticables pour en restreindre le nombre.

Indépendamment des vices que nous venons d'examiner et qui sont communs à tous les concours, il en est particuliers à certains d'entre eux, et dont nous devons dire ici quelques mots. Malgré le soin qu'on a pris d'approprier les épreuves à la nature des places à obtenir, tout le monde a dû être frappé de l'importance presque exclusive qu'on accorde aux épreuves orales. Ce procédé est injuste ; du moins convient-il à cet égard d'établir une distinction entre les fonctions pratiques et celles de l'enseignement. Dans les concours pour l'agrégation et le professorat, où l'habileté oratoire joue un rôle si essentiel, il est clair qu'il faut faire un grand cas des leçons orales. Dans ceux pour les places des hôpitaux, il n'en doit point être ainsi. Le bon sens, la science, l'expérience qui constituent les qualités du véritable praticien ne sont pas toujours accompagnés du don de la parole, tandis que ce don est quelquefois le propre d'esprits superficiels. On voit des hommes d'un profond savoir, que l'émotion d'une tribune prive d'une partie de leurs facultés ; d'autres, au contraire, dépourvus d'idées spontanées, mais doués d'aplomb et d'imagination, peuvent fournir, plus ou moins agréablement avec les idées des autres, une carrière d'une demi-heure à une heure même. La composition écrite, œuvre de calme et de réflexion, offre alors de meilleures garanties ; car sa contexture, l'abondance des faits, l'ordre méthodique de leur exposition, la clarté et l'exactitude des raisonnements donnent une mesure beaucoup plus juste des capacités. On remarque encore que dans les épreuves, la vérité des vues, la solidité des discussions, la sûreté des principes et l'intelligence thérapeutique, qui dénotent l'observation et l'expérience, produisent sur l'esprit des juges une impression beaucoup moins favorable que l'exposé didactique de détails oiseux, et l'analyse scrupuleuse d'une foule de petits phénomènes : subtilités presque aussi vaines en pratique que faciles à apprendre dans les livres. Ce double vice tend à justifier l'une des accusations les mieux fondées qu'on ait dirigées contre le concours. Quoi de surprenant, en effet, que la peur de compromettre une réputation établie en éloigne des praticiens véritablement instruits et expérimentés ! Tous ces faits insignifiants, que d'autres préoccupations leur auront fait perdre de vue, ne sera-t-il pas facile à un jeune homme, dans la mémoire duquel ils sont facilement conservés, d'en parer son éloquence dans la circonstance la plus décisive ? Disons-le toutefois, une leçon bien faite sur des malades examinés suppose plus que des notions théoriques !

Les observations que nous venons de présenter sur la valeur relative des épreuves orale et écrite sont spécialement applicables à l'internat. Restreint dans ses connaissances, sans habitude de la parole, facile à intimider, il est clair qu'un élève de deux années qui concourt pour ce grade modeste, surtout s'il tombe sur une question malheureuse, peut, quoique évidemment supérieur à ses collègues, échouer dans une épreuve orale ; tandis que, pour la composition écrite, une méditation de plusieurs heures lui laisse le pouvoir de développer toutes ses facultés et de se montrer dans toute sa force. Or, si cela est, il y aurait dans cette circonstance d'autant plus d'inconvénient à préférer la leçon orale, que le concours ne se compose que de deux épreuves. Celui qui succomberait dans cette leçon, n'aurait plus, quelle que fût la valeur de sa composition écrite, aucun espoir de se relever. L'épreuve orale dans le concours des internes est un excellent moyen d'exercice et d'émulation qu'il importe de conserver ; mais elle donne des résultats mensongers, et ce fait doit être pris en considération par les juges. En général, on s'occupe avec peu d'empressement des concours de l'internat ; cette indifférence, qui s'explique par le peu d'attraits des épreuves et la moindre apparence des intérêts qui s'y débattent, n'est pourtant point justifiée. Par les devoirs qu'elle impose et l'avancement dont elle est le premier degré, la fonction d'interne est doublement importante, et, d'un autre côté, elle est également l'objet d'injustices nombreuses et déplorables. Si dans le concours des internes l'intrigue est moins active et moins passionnée que dans les autres, en revanche, les recommandations qui restent sans contrôle ont un effet beaucoup plus puissant ; et le patronage trouve dans l'internat un débouché facile pour ses créatures.

Après ces remarques, il nous resterait, pour achever le tableau des vices du concours, à parler du mode de classement des candidats. Ce mode, sans uniformité et plein d'arbitraire, a été l'objet de beaucoup de critiques, que nous ne reproduirons pas, parce qu'elles portent sur des détails spéciaux à tel ou tel jury. Mais il est un point plus général sur lequel l'attention ne s'est point fixée et qu'il nous semble convenable de faire ressortir. Dès qu'un jury est constitué, il arrête la forme de ses délibérations sur l'appréciation des candidats ; mais quelle que soit cette forme, c'est immédiatement après chaque épreuve isolée qu'il procède d'ordinaire à leur classement. Si le résultat de ces opérations partielles devait rester secret jusqu'au jugement définitif, il n'y aurait rien à dire ; mais cela est impossible et personne n'en fait mystère. Or, cette divulgation a des conséquences nuisibles. Les candidats qui, dans les premières épreuves, croyant avoir réussi, obtiennent un rang peu favorable, se découragent et s'irritent. De là une inégalité de chances aux épreuves suivantes entre eux et leurs compétiteurs mieux traités, que le succès anime ; de là, aussi, les plaintes et les récriminations plus ou moins fondées contre les juges, chez qui elles provoquent une sourde animosité, dont les candidats sont nécessairement les victimes.

XI. *Absence de prix*.

L'homme offre dans son être moral de singuliers contrastes. Ambitieux par nature, il n'est pas moins enclin à la paresse ; et, suivant la prédominance de l'un de ces penchants, il exécute de grands travaux ou tombe dans la mollesse et l'apathie. Son ardeur la plus forte a besoin néanmoins d'être sans cesse excitée ; car elle ne tarde guère à s'amortir dès que les passions qui sont ses mobiles, la vanité ou l'amour de la gloire, manquent d'aliment. C'est ce que comprennent les gouvernements sages, dont la politique s'applique à stimuler et à diriger vers les choses grandes et utiles l'élan des cœurs généreux, des nobles intelligences. Parmi les moyens propres à développer l'émulation, les prix ont paru de tout temps l'un des plus efficaces. L'éclat dont brilla la Grèce d'autrefois est dû aux couronnes qu'elle décernait dans les jeux olympiques. Nous n'avons plus ces réunions imposantes ; mais, quoique dépouillées de leur ancien prestige, l'usage des récompenses publiques s'est maintenu et a été la source de plus d'un effort heureux, de plus d'une œuvre remarquable. Grâces à ces récompenses, des tributs importants arrivent de toutes parts à nos sociétés savantes ; une vive et féconde émulation s'empare de la jeunesse de nos écoles. Malheureusement, il faut le dire ici, ce ressort manque à l'enseignement médical. Qu'est-ce, en effet, que quatre prix réservés aux seuls élèves des hôpitaux et de l'École pratique, c'est-à-dire au cinquième de la population des élèves ? Non seulement on délaisse la masse à laquelle les encouragements seraient les plus nécessaires, mais combien donc espère-t-on voir d'externes, d'internes et d'élèves de l'École pratique prendre une part sérieuse à la lutte ? N'est-il pas de toute évidence que ceux-là seuls se mettront en devoir d'entrer en lice qui se sentiront forts et appuyés ? Vingt ou trente individus sur deux mille, voilà au plus, pour disputer ces prix, le nombre des émules sur lesquels il faut compter ; résultat bien chétif, surtout si on le compare à ce qui se passe dans les colléges, où, pour une classe de trente jeunes gens , par exemple , et à part les compositions hebdomaires qui sont aussi des récompenses, six à sept prix sont distribués tous les ans. Vainement prétendrait-on que les concours suffisent à remplacer les prix. Que d'élèves dédaignent l'externat ! Que d'externes ne concourent point pour être internes ! Que d'internes n'ambitionnent point l'agrégation ni les places de médecin d'hôpital ! Puis, ne serait-ce donc pas les externes, les internes, les agrégés, etc., dont il conviendrait , pour le bien de leurs fonctions et de la science, de provoquer et de récompenser le zèle ?

XII. *Chaos des doctrines et des idées pratiques.*

Mais un spectacle propre surtout à attrister, c'est celui qu'offre en médecine l'antagonisme des doctrines et le monstrueux chaos des idées pratiques. Point de question qui ne soit controversée, de traitement conforme , de principes fixes et arrêtés ! Vainement, dans ces derniers temps , a-t-on prétendu assimiler, pour son avancement , la médecine aux sciences exactes : c'est là tout simplement une manifestation d'orgueil. Cette science a aussi ses lois sans doute , mais qui ne nous sont suffisamment connues ni dans leur mécanisme ni dans leurs effets. Que de mystères restent encore à pénétrer dans l'organisation ! Que de fonctions ignorées dans leur essence ! Quelle absolue incertitude de l'action des causes morbides et du rôle véritable des agents thérapeutiques ! De telles conditions, favorisées chez l'homme par la diversité des natures, de l'éducation et des circonstances, expliquent du reste ces funestes dissidences que nous déplorons, et dont l'effet certain est de discréditer notre art aux yeux du monde et d'inspirer aux médecins eux-mêmes de pénibles doutes, et peut-être une malheureuse indifférence pour les médications. Pourtant, à ces causes réelles de confusion, plus d'une, résultant des vices mêmes de l'organisation médicale, vient encore ajouter son action et contribuer à leur développement.

XIII. *Vices de la littérature et du journalisme médical.*

Par exemple, il n'en est point de plus puissante que l'essor désordonné de la presse médicale. Livres et journaux abondent, et c'est un bien ; car le mouvement intellectuel tend toujours à multiplier le goût de l'étude et à agrandir le cercle de connaissances si utiles à l'humanité. Mais que ce bien est mêlé d'inconvénients ! A cette époque de concurrence, l'intérêt presque seul est le mobile de tant de productions. Pour parvenir, on a hâte de se mettre en évidence, et, au lieu de suivre la voie lente, pénible et incertaine des découvertes, on exploite les idées qui ont cours. Voyez, lorsque le moindre fait vient à se produire, que de gens s'en emparent ! Comme chacun embouche la trompette de la renommée! Avec quelle fureur on se dispute une équivoque priorité ! Tout professeur se croit dans l'obligation d'enfanter un ouvrage sur les matières qu'il enseigne. L'auteur de quelques recherches, pour se donner plus d'importance, les noie dans un fatras de redites ; tout le monde d'ailleurs aspire à l'originalité, et, pour paraître faire du neuf, on décide toutes les questions avec une outrecuidance qui n'a d'égale que la légèreté avec laquelle on les examine. En sorte que ce luxe d'écrits, qui coûte un temps précieux, cache au fond une déplorable stérilité de résultats. Que de libraires et d'auteurs font d'onéreux et inutiles sacrifices, parce qu'à cette quantité d'ouvrages que chaque jour voit éclore, on ne trouve point d'acheteurs ! Que de gens perdent le mérite de découvertes réelles, dont s'emparent d'effrontés plagiaires, ou, comme le disait Broussais avec son ironique énergie, les *rectificateurs?* Mais surtout quel fil d'Ariane peut guider dans ce labyrinthe de théories et de règles contradictoires, celui qui cherche de bonne foi la vérité? Que peuvent devenir et le travailleur consciencieux condamné à ressasser tant d'inutilités pour en extraire l'état de la science, et le praticien modeste qui, dans l'impuissance de se procurer beaucoup de livres, n'a à sa disposition, au lieu de principes avoués, que des lambeaux de doctrine ou des opinions personnelles?

Les journaux, dont on ne peut nier, sous certains

rapports, les incontestables services, ne sont point à la hauteur de la mission qu'ils devraient remplir : ils manquent à la fois d'ensemble, de direction et de ressources. Pour juger de leur insuffisance, il ne faut qu'examiner dans quelles conditions ils se produisent, et comment ils tiennent les magnifiques promesses de leur programme. La concurrence est une plaie qui les ronge. A chaque instant s'élève une création nouvelle, manifestant l'espoir et se proclamant la force de combler les lacunes trop palpables que laisse le journalisme. Ces prétentions* assurément peuvent n'être pas un leurre, quoique en général l'ardeur de se faire un nom et le besoin de donner issue à une activité exubérante aient la plus grande part dans la conception de telles entreprises. L'illusion est si facile ! N'est-on pas plein de confiance dans la vérité de ses doctrines, dans la puissance de ses moyens, dans la persévérance de son zèle, dans les appuis qui apporteront leur concours ? Malheureusement, l'abonné sur lequel on compte n'arrive pas au gré des entrepreneurs, et l'argent, ce nerf indispensable des affaires humaines, venant à manquer, adieu le courage, adieu le succès !

Pour qu'un journal exerçât toute l'influence dont il est susceptible, il lui faudrait un chef intelligent, actif, opiniâtre, et un personnel de rédaction nombreux et capable. Chaque collaborateur devrait joindre à d'exactes notions générales une connaissance approfondie de la spécialité qui lui serait confiée, de manière à ce qu'aucun travail ne fût

admis dans le recueil à moins qu'une autorité compétente ne l'en eût jugé digne; que toute vérité
pût recevoir une juste sanction, toute erreur être
combattue, et qu'enfin les points capitaux de la
science et de la pratique devinssent constamment
l'objet de discussions savantes et lumineuses. La
masse des lecteurs a besoin en effet qu'on pense,
qu'on juge, qu'on choisisse pour elle, et qu'on
guide sa marche incertaine au milieu des difficultés.

Mais la raison d'économie s'oppose à ce qu'il en
soit ainsi. En fait, il n'existe point de rédaction;
car on ne peut qualifier de ce nom la coopération
plus ou moins gratuite, et par conséquent bénévole,
de quelques écrivains zélés, qui doivent avant tout
leurs soins à la profession qui les fait vivre. Ces
écrivains, d'ailleurs, et cela se conçoit, sont en
général des jeunes gens qui font là leurs premières
armes, et dont le talent et l'ardeur ne suppléent
qu'imparfaitement l'expérience. Leur parole est sans
énergie, leurs jugements sans autorité, d'autant
plus qu'étant en petit nombre et sans rôle assigné,
ils éparpillent leurs forces sur tous les sujets.

Aussi, combien peu de travaux de fond appartiennent aux journalistes eux-mêmes! Quel choix
peu sévère des matériaux dont on remplit les
feuilles! quel défaut d'ordre dans leur distribution!
comme on entasse sans contrôle les opinions et les
faits les plus disparates! comme on préconise, pour
une même affection, sans spécifier les conditions
de leur emploi, les médicaments les plus divers!

avec quelle faiblesse et quelle témérité on analyse les ouvrages ! comme on distribue au hasard et par caprice l'éloge ou le blâme ! Pourvu que la matière ne manque point à l'impression, cela semble suffire. On sollicite de partout des articles ; ils arrivent en foule ; les auteurs en pressent l'insertion ; et cette fâcheuse abondance devient encore complice de la paresse des rédacteurs.

Il est vrai que parmi ceux-ci et en tête du journal, figurent des noms justement célèbres. Mais hélas, ces noms ne sont là que pour la forme. Les années s'écoulent souvent sans qu'une seule ligne de ces maîtres de l'art ne révèle leur existence ou leur action !

Constitué sur de semblables bases, le journalisme n'est et ne peut être qu'un impuissant écho. C'est un malheur. Car, si les feuilles politiques et littéraires peuvent sans inconvénient se borner à raconter des nouvelles destinées à satisfaire la curiosité, il n'en est point de même des feuilles médicales. Car tout ce qu'elles renferment doit servir de leçon et être traduit en pratique.

XIV. *Défaut d'organisation des sociétés savantes.*

Les sociétés, à leur tour, ne sont guère mieux pourvues de ces germes féconds, qui développent le mouvement et la vie. Instituées pour organiser le progrès de la science, elles se laissent péniblement traîner à la remorque. C'est en dehors d'elles que s'acomplissent les travaux un peu importants qu'elles devraient conduire et dominer.

Pourtant le talent ne fait point défaut à ces sociétés. Elles comptent dans leur sein les médecins les plus distingués, et le mode électif par lequel on pourvoit aux vacances, assure presque toujours de bons choix. Mais il n'existe aucun lien entre elles, aucune solidarité d'efforts et de pensées entre les membres eux-mêmes, et cet isolement les paralyse. Quels services, par exemple, n'auraient pas à rendre les sociétés de province, aujourd'hui si impuissantes ? Que de documents précieux, recueillis jusque dans les moindres campagnes, ne pourraient-elles pas transmettre aux sociétés centrales, seules capables de bien mettre ces documents en œuvre, si une volonté commune les avait rattachées les unes aux autres ? Toutes ont surtout le tort radical de ne conférer qu'un titre sans obligations sérieuses. L'académie elle-même n'est point exempte de ce tort, malgré sa royale origine, sa position élevée et les ressources qu'elle possède. On aspire moins à entrer dans ce corps savant pour remplir un devoir que pour jouir d'une récompense, d'une distinction, qui flatte et honore. Pour un grand nombre même, le fauteuil académique est le tombeau de l'ambition, un vrai champ de repos. L'ardeur s'éteint au moment où elle devrait croître, où, pour fonder une œuvre majestueuse, durable et progressive, il conviendrait que chacun apportât au foyer commun le tribut de ses lumières.

Eh ! comment n'en serait-il pas ainsi ? Qui donc, au préjudice de ses intérêts ou de ses plaisirs, consentira à consacrer son temps et ses veilles à des fonctions purement honorifiques ? Quelle que soit la fortune d'un homme, n'attendez que peu de lui dans une place qui n'est point rétribuée.

Ceci explique pourquoi l'académie, désertant toute initiative dans le mouvement scientifique, ne contient, comme on l'a dit, que des machines à rapports. L'aiguillon manque à la paresse, où l'on préfère se livrer isolément à des travaux particuliers dont on espère honneur et profit. En conséquence, l'académie ne fait rien par elle-même. Au lieu de décupler les forces en les associant, elle laisse subsister l'individualisme, qui stérilise toutes les œuvres. Sa mission se borne, enfin, à juger les productions d'autrui, *à faire des rapports.*

Cette mission, quoique d'un ordre secondaire, n'est pas, il est vrai, sans importance. Elle serait surtout féconde, si elle était bien remplie. Les recherches qu'une bonne appréciation nécessite, les discussions qui s'élèvent dans les commissions et les séances générales sont, en effet, très-propres à faire surgir des faits utiles, des indications nouvelles et d'ingénieux aperçus. Mais la tiédeur naît encore ici des mêmes circonstances que nous avons reconnues. Comme on ne gagne rien à être des commissions, on les néglige, ou l'on y apporte une attention distraite. Parfois, même, on abandonne à l'examen d'un seul les questions dont plusieurs sont chargés. De là, tant d'appréciations vicieuses n'exprimant que des opinions individuelles ou la passion qui les a dictées. Quant aux séances, Messieurs tels et tels n'y assistent jamais, et pour le reste, à quelques exceptions près, l'académie peut ainsi se définir : Un lieu de parade, de causerie et de rendez-vous, où l'on vient pour se désennuyer, appuyer sa coterie, voter et toucher un jeton. L'ordre du jour est ce qui préoccupe le moins, si ce n'est dans ces rares occasions ou un grand tournoi se prépare, où l'intérêt et l'amour-propre froissés vont mettre aux prises de puissants adversaires. Alors, comme au spectacle, la foule se presse, avide de recevoir des émotions ; les bancs se dégarnissent quand la représentation est froide et inanimée. D'autres causes, néanmoins, concourent à cette indifférence, et ajoutent à ces effets. L'académie est divisée en un grand nombre de sections, et chacun sent que la diversité des sujets dont elle s'occupe, rend cette division nécessaire. Malheureusement, si dans l'élection des sectionnaires le talent est pris en juste considération, on ne consulte pas toujours assez la spécialité des études, ce qui fait que tous n'ont pas une égale compétence dans les débats qui viennent à être soulevés. D'un autre côté, il est fâcheux que les travaux des commissions ne subissent pas dans les sections une épreuve préparatoire, où les opinions dissidentes et les intérêts contraires pourraient s'entendre et se concilier ; car, au jour de la discussion, ces opinions et ces intérêts se traduisant souvent en une opposition tumultueuse et passionnée, la vérité est obscurcie et le sort des plus intéressants problèmes voué à toutes les chances du hasard, chances d'autant plus grandes que les deux tiers des votants sont plus ou moins étrangers aux choses sur lesquelles il s'agit de prononcer. S'il est bon, en effet, parce que nos diverses connaissances s'enchaînent et s'éclairent, que tout le monde puisse prendre part à la délibération, on comprend, au contraire, le peu de garantie que doit offrir un scrutin auquel participent le chimiste et le pharmacien, par exemple, sur des questions de chirurgie et de médecine, et réciproquement, le chirurgien et le médecin, sur des questions de pharmacie et de chimie. Il y a doute même, si l'absolue liberté des délibérations ne présente pas plus d'inconvénients que d'avantages. A l'académie des sciences, cette liberté existe et on n'en abuse jamais, parce qu'en raison de l'hétérogénéité profonde des études de chaque fraction de l'assemblée, les discussions, toujours claires et dignes, se passent entre peu d'orateurs; mais à l'académie de médecine, où les capacités sont moins tranchées, ou d'ailleurs la quantité des membres est plus considérable comme dans presque toutes les circonstances on se croit en état d'émettre son avis, chacun veut avoir la parole. Il en résulte un déluge d'observations irréfléchies et souvent perdues au milieu du bruit, qui compliquent les difficultés au lieu de les aplanir.

Que l'on s'étonne maintenant du faible enthousiasme qu'excitent les séances académiques; qu'il en sorte si rarement des décisions imposantes, dont on ne songe point à faire appel, et, qu'enfin, se reproduisent invariablement d'époque en époque, mais d'une manière toujours aussi malheureuse, les mêmes questions à éclaircir !

On voudrait voir dans l'académie la chaire la plus élevée d'enseignement médical ; elle n'a ni doctrines, ni système de faits bien organisés. Ses mémoires et son bulletin devraient être notre code le plus sûr. Mais comment puiser des règles certaines dans cette mosaïque de travaux isolés, de rapports et de comptes rendus de séances, qui se succèdent sans corrélation entre eux, et où l'on rencontre les principes les plus opposés, les contradictions les plus choquantes? La preuve évidente de leur défectuosité, c'est qu'on leur préfère d'autres livres et d'autres recueils périodiques.

Rien n'a son essor naturel à l'académie. Elle a institué des correspondants dans le double but de développer l'émulation dans les provinces, et de se procurer d'utiles renseignements. Mais elle n'entire pas un meilleur parti que des sociétés particulières, qui lui en fournissent de naturels et qu'elle néglige. Correspondants seulement pour la forme, après s'être livrés à quelques recherches pour obtenir un titre, ils retombent dans l'inaction. A part leur droit de s'asseoir sur le velours des banquettes académiques, ils ressemblent en tout aux autres mortels qui constituent la plèbe médicale, on ne leur demande rien, et ils se font un devoir de ne rien faire.

Si l'on ajoute que, sur cinquante-deux séances,

l'académie en consacre au moins vingt-cinq à des inutilités, par exemple, à organiser ses bureaux, à traiter ses petits intérêts, à discuter sur son réglement, sur les remèdes secrets, sur des demandes ministérielles qui devraient s'adresser ailleurs, on achèvera de se faire une idée de l'influeuce bornée qu'elle doit exercer sur les destinées de la science.

CHAPITRE IV.

DES RÉFORMES PROPOSÉES OU DÉJA RÉALISÉES DANS L'ORGANISATION MÉDICALE.

Si les vices que nous venons d'exposer n'ont pas été tous reconnus, on en a généralement senti les effets. Il n'en est aucun peut-être, depuis dix ans surtout que la question est à l'ordre du jour, qui n'ait fourni l'occasion d'imaginer quelques moyeus propres à le détruire. L'académie a proposé un plan étendu; le gouvernement, par suite de ce plan, a déjà opéré quelques changements; des particuliers ont présenté leurs idées et même fait certaines tentatives. Toutes ces réformes s'appliquent nécessairement à la pratique générale, aux établissements de bienfaisance et à l'enseignement. C'est en suivant cet ordre, que nous allons les passer en revue.

§ 1. **Des réformes relatives à la pratique générale.**

Améliorer le sort des médecins, pourvoir aux intérêts et à la dignité de la profession, tel est le double but de ces réformes, dont les principales sont : l'abolition des officiers de santé, ou, du moins, l'exigence du diplôme de bachelier ès-lettres pour ce grade ; la création de médecins cantonnaux, de conseils de discipline, ou simplement de conseils médicaux de département ; la modification et la mise en vigueur des réglements sur l'exercice de la pharmacie, des associations de prévoyance ; la suppression de la patente.

I. *Propositions relatives aux officiers de santé.*

La critique que nous avons faite des officiers de santé, nous dispense ici de nouvelles réflexions. Soit qu'on respecte la position de ceux aujourd'hui existants, ou qu'on régularise cette position, en leur facilitant l'accession au doctorat, l'abolition prochaine de l'institution est inévitable. Ce serait, du moins, un contre-sens véritable, de vouloir la conserver, comme il en a été question, avec l'exigence du diplôme de bachelier ès-lettres. Mieux vaudrait, sans doute, s'il n'y avait qu'un ordre de médecins, des officiers de santé nantis d'un titre, qui, quoiqu'on l'obtienne parfois avec une grande facilité, offre toujours quelque garantie de savoir et d'intelligence, et écarterait de la médecine berucoup de sujets incapables et sans vocation qui la déshonorent. Mais, dans l'état actuel des choses, une pareille concession ne profiterait qu'à la médiocrité et à la paresse. Lorsque, en effet, quelques efforts et une seule année de plus d'études mèneraient au doctorat, est-il élève, doué de force et de zèle, qui, pour atteindre le grade le plus honorable, reculerait devant ce léger sacrifice? Assurément non. En sorte qu'à l'avenir, on ne rencontrerait plus parmi les officiers de santé aucune de ces capacités naturelles, dont la réputation milite en faveur de leur maintien.

Toutefois, certaines personnes qui proscrivent les officiers de santé, ne seraient pas éloignées d'admettre plusieurs catégories de médecins. La proposition en a même été faite il y a cinq ou six ans dans une discussion à l'académie, au sujet d'un projet de loi sur l'organisation médicale. Outre les docteurs, les uns voulaient des *archi-docteurs*, les autres des *docteurs-régents*, qualifications, qui auraient représenté ou des études plus longues, ou des positions acquises. On se fondait sur le désir d'exciter l'émulation et d'établir une juste distinction entre des talents inégaux ; motifs spécieux, s'ils n'eussent été mis en avant par une vanité ridicule qui se laissait trop apercevoir. Aussi, ces malencontreuses propositions, combattues par la majorité des gens sensés, et notamment par Dupuytren et Double, furent-elles généralement réprouvées. Et en effet, l'on ne conçoit guère l'utilité publique de ces distinctions. La masse s'en passerait, comme les avocats licenciés se passent du titre de docteur en droit, sans en être ni moins savants, ni moins considérés. Pour le reste, il y a dans les travaux qui s'offrent à accomplir et dans les places que l'on peut ambitionner, assez d'autres moyens de stimuler le courage et de mettre le mérite en évidence.

II. *Médecins cantonnaux.*

La création de médecins cantonnaux est une mesure d'une autre portée, et qui réunit l'unanimité des opinions. Attirer dans les campagnes des praticiens instruits, en leur allouant une équitable indemnité pour les soins à donner aux pauvres, affranchir ceux-ci d'une partie de l'onéreux tribut qu'imposent les maladies, tel est, en effet, le double résultat qu'on se propose d'atteindre par cette mesure, à laquelle il serait difficile de refuser son assentiment. Mais, si l'on est d'accord sur le principe, il n'en est pas de même touchant l'exécution. Dans quelle limite restreindre le nombre des médecins cantonnaux? Où fixer leur résidence? A quelles conditions les assujettir? Le système adopté par l'académie ne résout que vaguement ces diverses questions. Elle a décidé qu'il y aurait des médecins cantonnaux partout où le besoin se ferait sentir;

qn'ils devraient résider exclusivement dans les communes rurales, les chefs-lieux de canton exceptés; que ces places ne pourraient être occupées que par des docteurs, et qu'enfin le traitement variable entre 600 et 1,500 fr., serait arrêté par les conseils de département, appelés d'ailleurs à juger de l'opportunité des créations. Tout cela semble marcher de soi sur le papier; mais combien de contrariétés qu'on n'a pas prévues viendraient à s'élever, si l'on voulait réaliser de suite un pareil système! Que de droits méconnus! Que d'intérêts froissés! Une omission grave doit d'abord être signalée dans le plan de l'académie. On n'y fait aucune mention des obligations des médecins cantonnaux. Cependant la nécessité de soigner gratuitement la classe pauvre doit être une condition essentielle de leur nomination. Aurait-on senti que cette nomination compliquait trop le problème, la classe pauvre existant aussi bien en dehors qu'en dedans du cercle assigné aux médecins cantonnaux? Qui ne sait, d'ailleurs, que les chefs-lieux ne sont pas toujours les endroits du canton les plus favorables à la clientelle, ni les mieux pourvus de médecins capables? En accordant une prime aux médecins des communes, ne craint-on pas d'ôter à ceux des chefs-lieux les moyens de soutenir la concurrence? S'il y a plusieurs docteurs sur différents points du canton, créera-t-on autant de titres? S'il s'en trouve deux dans une même commune, les nommera-t-on l'un et l'autre? Ou, si l'on accorde une préférence, sur quelle base sera-t-elle fondée qui ne soit préjudiciable au crédit du confrère déshérité? La loi enfin reconnaît des officiers de santé. Dans beaucoup de localités, eux seuls exercent; quelques-uns y ont acquis une juste confiance et une existence honorable. Eh bien, qu'un docteur tente la fortune en ces lieux, il n'y a rien dans cette résolution que n'autorise un légitime usage; mais que le gouvernement l'y amène et lui fournisse encore des armes pour abattre ses rivaux, n'y aurait-il pas là une violation immorale des intérêts qu'on devrait protéger? D'un autre côté, en supposant que, par ménagement, on ajourne l'établissement du médecin cantonnal, le population indigente ne se trouverait-elle pas frustrée des avantages dont jouirait celle d'autres contrées plus heureuses? Voilà, certes, des inconvénients réels, une source d'embarras sérieux, qui doivent induire, non pas à renoncer à un projet vraiment utile, mais à imaginer une manière plus large et plus honnête de le rendre praticable.

III. *Conseils de discipline.*

L'idée des conseils de discipline fermente depuis longtemps dans certaines têtes, qui font de cette institution, dont on envie les bienfaits aux avocats, avoués, notaires, etc., une sorte d'ancre de salut pour la médecine, une panacée à tous les maux qui nous affligent. En 1830, on songeait à organiser des conseils de discipline, lorsque survinrent les événements de juillet; en 1834, le dessein en ayant été repris, on dut reculer devant une opposition vigoureuse. Mais aujourd'hui que les scandales du charlatanisme, contre lesquels leur autorité doit être principalement dirigée, se sont encore accrus avec les progrès de la détresse générale, l'opinion paraît avoir moins d'horreur pour ces espèces de chambres ardentes, qui promettent que de la destruction des uns sortira l'infaillible guérison de l'autre. Pourtant le régime des conseils de discipline dont on ne voulut point il y a sept ans, serait-il actuellement plus applicable? La dissidence qui règne à l'égard d'une question où, les intérêts étant identiques, chacun devrait voir des mêmes yeux, est une grave présomption du contraire.

A considérer les attributions des conseils de discipline, il est facile de se convaincre de leur impuissance et de leur danger. On a beau, sous prétexte d'élection, vanter l'action paternelle de ces conseils, le rôle de vengeur de la morale outragée, surtout quand on est juge et partie, n'est guère compatible avec la modération et la justice. Et d'abord, où s'arrêtera leur zèle dans la répression du charlatanisme? Traqueront-ils ce caméléon sous les innombrables formes qu'il est susceptible de revêtir, ou se borneront-ils à déclarer la guerre aux saltimbanques et aux empiriques? Ce dernier parti, le seul praticable, est déjà entaché de partialité et ne peut amener de grands résultats. Pourquoi briser certaines armes et en respecter d'autres non moins immorales? Abolir l'affiche et l'annonce, ce n'est point tuer le charlatanisme, c'est le forcer à prendre des masques moins hideux et voilà tout. Il se produirait avec plus de décence et n'en exercerait pas moins de ravages. Quant à l'autre, a-t-on envisagé l'immensité de la tâche, le nombre, la variété, la grandeur des obstacles à surmonter pour l'accomplir? qu'on songe à l'innombrable multitude d'artifices qui devraient être justiciables d'un pareil tribunal, comment définir et classer tant de délits plus moraux que matériels? Condamnera-t-on ceux qui forcent les académies a être les trompettes de leur renommée? fera-t-on le procès à ceux dont une plume vénale ou reconnaissante ne manque guère de prôner les actes ou les ouvrages dans les journaux? atteindra-t-on l'effronté qui, pour usurper la confiance, proclame partout les belles cures qu'il n'a point opérées? censurera-t-on pour deux ou trois fautes ou pour une habitude de procédés indélicats? quel champ ouvert à l'arbitraire! comment aller à la recherche et à la vérification des faits? Ne craint-on pas que des enquêtes qui commencent souvent par des dénonciations scandaleuses, ne dégénèrent en une inquisition insupportable? Quels ne seront pas enfin les emportements de la défense, qui criera à l'oppression, et, qui pis est trouvera peut-être le public disposé à accueillir ses récriminations, à applaudir à des pamphlets, à des caricatures où la vie et les personnes des juges seront livrées à d'amères critiques.

On voudrait que les conseils de discipline fussent appelés à concilier les contestations relatives aux honoraires. Mais de quel droit assujettir les clients à un tel arbitrage? quel poids pourraient avoir les décisions d'hommes qu'on soupçonnerait d'être, par esprit de corps, placés entre leurs devoirs et leurs intérêts? puis, créer un jury pour ces sortes d'affaires, ne serait-ce pas en multiplier le nombre? combien de gens n'espèreraient pas obtenir d'injustes concessions de leur médecin en le menaçant du retentissement de cette conciliation disciplinaire?

Croit-on aussi que les rapports entre des confrères rivaux deviendraient meilleurs, parce que le glaive des conseils de discipline serait suspendu sur leur tête? Le besoin de garder au dehors une certaine réserve fortifierait plutôt le sentiment d'hostilité qui naturellement les anime; et il en naîtrait de plus fréquentes collisions, dont l'éclat et les suites rendraient les haines irréconciliables.

A ces craintes, il est vrai, on oppose des exemples. Mais la position des médecins n'est point comparable à celle des avocats, avoués, notaires, etc. Premièrement, ceux-ci trouvent dans leurs chambres de discipline une sorte d'égide contre les vexations d'une magistrature parfois tyrannique; les médecins, entièrement libres, sont affranchis d'un pareil joug. En second lieu, le charlatanisme, si commun en médecine, est rare dans les professions que nous venons d'indiquer, parce qu'il tient à des causes dont ces professions sont exemptes, et l'on aurait tort de faire honneur de cette rareté aux conseils de discipline. Enfin, les relations des médecins entre eux les exposent à des conflits bien plus graves que ceux qui peuvent diviser les avocats, notaires, etc. Tous s'agitent réciproquement, ceux-ci pour gagner des clients, ceux là pour avoir des malades; mais lorsque les intrigues des uns s'arrêtent, celles des autres ne discontinuent pas : on se met à la piste des accidents qui surviennent dans les maladies pour en rejeter la faute sur le confrère qu'on s'efforce de supplanter ; on exploite les mécontentements, les préjugés du public et des familles. De telles différences dans les conditions, en amèneraient certainement dans les résultats. Tout porte à croire que si chez les avocats, notaires, etc., l'influence répressive des conseils de discipline doit se restreindre dans d'étroites limites jusqu'à être insensible, comme les faits d'ailleurs l'attestent, il en serait bien différemment chez nous. Nos conseils de discipline, sans cesse en activité, constitueraient dans la société une juridiction exceptionnelle d'un nouveau genre, d'où sortiraient des désordres plus nombreux peut-être que tous ceux qu'elle aurait mission de faire disparaître.

Au surplus, ces institutions qu'on aspire à imiter méritent-elles donc l'enthousiasme qu'elles excitent? Dans le barreau on maintient sévèrement la discipline, on déclare indignes les membres qui dérogent ; mais voit-on que cette sévérité ait pour effet d'apaiser l'âpre avidité des gros bonnets de l'ordre, qui mettent à leur intervention un prix si souvent exorbitant, de diminuer le nombre des avocats sans cause, de procurer du pain à ceux qu'on interdit d'en gagner dans des fonctions subalternes. Dans la chambre des avoués, on réprimande un procureur qui injurie son confrère ; mais défend-on aux avoués de s'entendre pour dépouiller la veuve, l'orphelin, pour embrouiller les affaires et les rendre interminables? impose-t-on un frein à cette ardeur de rapines qui, tous les jours, en dépit de la taxe, les amène devant les tribunaux, qui ne manquent jamais de réduire leurs mémoires? Les chambres des notaires rejettent d'honnêtes clercs qui, s'étant faits huissiers, d'abord, par défaut de fortune, veulent rentrer ensuite dans le notariat; mais quelle voix s'élève dans leur sein contre l'élévation des tarifs et les nombreux abus dont ils sont l'objet? qui proteste contre cet accroissement du prix des charges, cause de ruine pour le pays, source de tant de fraudes ; contre ce luxe effréné, criminelle amorce pour les crédules; contre de honteuses opérations, qui aboutissent d'ordinaire à d'effrayantes catastrophes.

Certes, il serait injuste d'accuser les conseils de discipline de tout ce désordre; mais puisqu'ils sont impuissants à le prévenir, pourquoi nous les imposerait-on? Soyons plus équitables envers notre profession. Elle a, comme toutes les autres, ses membres indignes ; mais si l'on veut rencontrer encore de la dignité, du désintéressement, du dévouement, de l'humanité; c'est parmi les médecins qu'il faut les chercher. Un conseil de discipline, en resserrant notre égoïsme , nous ferait courir le risque de les perdre.

Beaucoup d'autres questions se rattachent aux conseils de discipline ; mais nous ne parlerons ni de la tendance qu'ont les corps organisés à se transformer en coteries, ni des influences illicites qui peuvent vicier les élections et former des schismes parmi les médecins, ni de la vanité du droit d'élection dans la plupart des départements dont les chefs-lieux ont une population faible, les choix alors, en raison de l'éloignement des autres médecins, devant se concentrer sur les mêmes personnes, c'est-à-dire sur les médecins de la ville, etc. , etc. La question principale absorbe toutes ces questions particulières.

IV. *Conseils médicaux.*

Les conseils médicaux, organisés sur le même plan que les conseils de discipline, tendent à un but analogue ; mais n'ayant point ce pouvoir judiciaire, exorbitant et sans limites dont ceux-ci seraient investis, leur influence plus salutaire peut-être se trouverait relativement très-amoindrie. Simples agents de l'administration, comme les délégués qui visitent chaque année les officines et les boutiques des épiciers, leur rôle consisterait à surveiller et à dénoncer à l'autorité compétente toutes les infractions aux lois de la police médicale. Cette besogne de bureaucrate et de justicier, serait faite sans doute avec plus d'intelligence et de soin qu'elle ne l'est aujourd'hui. Mais il est facile de le comprendre : d'une part, ces conseils pèchent sous le rapport le plus essentiel. Cette foule d'actes répréhensibles, qu'il serait surtout important d'atteindre, mais qui ne relèvent que de l'opinion, et pour lesquels il faudrait ou un tribunal exceptionnel ou une législation spéciale et inusitée, échappent à toute répression. De l'autre, le zèle même que ces conseils pourraient apporter dans leur tâche restreinte, viendrait en partie échouer contre un grave écueil, l'inertie des gens du parquet et de la magistrature, qui, insouciants, incertains ou même favorables aux coupables, ainsi que nous l'avons précédemment démontré, laisseraient dormir dans leurs cartons les procès-verbaux et les plaintes, ou les rendraient inutiles par de nombreux acquittements. Dans plusieurs départements, il existe des comités médicaux à peu près semblables à ces conseils, et pour cela les irrégularités n'y sont pas moins fréquentes dans l'exercice de la médecine. Ce résultat, du reste, est presque inévitable, et s'explique par le peu d'intérêt qu'on doit prendre à des fonctions non rétribuées. Il ne paraît pas naturel qu'on s'empresse fort de négliger ses propres affaires pour aller, je suppose, dresser les listes et vérifier les titres de tous ceux qui pratiquent, ou courir en différents lieux verbaliser contre les délinquants.

A la vérité, ces fonctions ne seraient pas les seules

dont seraient chargés les conseils médicaux. Tout ce qui intéresse la médecine et ses progrès dans le département entrerait dans leur ressort. Ils entretiendraient des communications suivies avec leurs confrères et auraient pour mission spéciale de recueillir et d'élaborer les documents relatifs à la vaccine, à la statistique, à la topographie, aux épidémies, aux constitutions médicales, etc. Mais comment tant de devoirs pourraient-ils être remplis à la fois, quand on suffirait à peine à une faible partie? Rien ne coûte à grossir un programme, le difficile est de le suivre. Tous ces projets, si beaux en perspective, s'évanouissent à l'exécution.

En somme, sans nier absolument l'utilité des conseils médicaux, ni même le bon effet moral de leur intervention, le bien que ces conseils peuvent produire nous semble devoir se réduire à peu de chose.

V. *Répression légale.*

Chacun considère à sa manière les abus que les conseils de discipline auraient pour but de réprimer. Les uns les attribuent à l'insuffisance de la justice; selon les autres, ils seraient dus à l'insuffisance des lois. Nous venons d'examiner la recette des premiers qui consiste à fonder des conseils de discipline ou des conseils médicaux. Nous allons aussi dire un mot de celle des seconds, qui expriment le vœu d'une législation répressive plus forte,

plus complète et moins obscure. Les lois et réglements qui régissent l'exercice de la médecine et de
la pharmacie, ne sont pas, à coup sûr, un modèle de
perfection et de clarté, et sous ce rapport, nous
nous associerons de grand cœur à quelques heureuses modifications que nous croyons réalisables
Cependant il nous semble que les textes formels
manquent moins encore que la difficulté de les appliquer aux cas particuliers n'est grande. La
liberté a des exigences qu'il n'est pas toujours aisé
de concilier avec les droits de l'honnêteté. On sent
l'abus qu'on fait de la publicité ; mais dans une
science telle que la nôtre, dont les doctrines sont
si diverses et la pratique si peu sûre, où les idées
des génies les plus élevés ont quelquefois fait tant
de victimes, comment empêcher quelqu'un de proclamer, par toutes les voies possibles, l'excellence
de ses théories et de ses remèdes ? Est-il toujours
bien permis, dans ces conditions, de faire un crime
aux magistrats de leur incertitude et de leur modération ? Nous le répétons néanmoins, il y a quelque chose à faire, et bientôt nous espérons proposer certaines vues sur ce sujet, notamment à l'égard
de la vente de la pharmacie.

VI. *Société de prévoyance.*

Les réformes ont pour but de prévenir la misère;
la charité vient à son secours. Cette distinction

indique clairement la nature et la portée de l'association médicale fondée à Paris sous les auspices de
M. Orfila, et qu'on propose pour modèle aux départements. Dans une organisation sociale parfaite,
une telle association ne saurait exister ; elle est, au
contraire, le corollaire indispensable d'une organisation vicieuse. Elle constitue moins une réforme
qu'elle n'est un appel flagrant à des changements
dans un mauvais système. C'est pour l'indigent,
sous une forme un peu différente, l'hôpital, le bureau
de bienfaisance, l'œuvre évangélique, la taxe des
pauvres en Angleterre, etc. Mieux vaudrait, sans
doute, que l'indigence eût toujours été un mot sans
réalité.

Mais, si la Société de prévoyance ne peut entrer
que comme accident dans les prévisions d'un plan
de réforme générale, il faut avouer qu'à notre
époque elle remplit une lacune importante, et que,
sous ce rapport, elle justifie les éloges et les vives
sympathies dont elle a été l'objet. Le nombre des
médecins honorables que la vieillesse, les infirmités et les maladies trouvent au dépourvu, ou dont
la mort prématurée jette dans le dénûment une
famille accoutumée à l'aisance, est considérable, surtout à Paris où la vie matérielle est chère, la concurrence grande, la confiance longue à acquérir, où
tant de jeunes gens épuisent leurs forces dans d'u-
tiles travaux, avant d'en obtenir la récompense. Ces
infortunes, restées jusqu'ici sans soulagement, mé-
ritaient qu'on songeât à elles. La Société de pré-

voyance doit y pourvoir. Quoique faible encore, elle est déjà en mesure de suffire aux plus pressantes douleurs ; mais chaque jour cette société prend de la consistance, et l'avenir lui promet bien plus de puissance encore, grâces à l'accession de nouveaux membres , aux legs qu'elle peut recevoir et à un fonds inaliénable dont les revenus viennent grossir le produit des cotisations et qu'augmente tous les ans une sage direction dans l'application des secours.

Il y a néanmoins dans les statuts de la Société de prévoyance deux clauses peu conformes, selon nous, au sentiment de philantropie et d'équité qui a dû présider à la fondation de cette société. Ces clauses sont relatives à l'exclusion des officiers de santé et à celle des docteurs qui exposent des tableaux à leur demeure. Autant que qui que ce soit, nous désirons l'abolition des officiers de santé ; mais la haine de l'institution ne nous rend point injuste envers les personnes, et nous croyons le moment mal choisi pour faire des parias , lorsqu'il s'agit , par le prix de sacrifices communs , d'obvier aux malheurs qui peuvent frapper les individus. On ne voit pas non plus comment l'apposition d'un signe extérieur à la porte d'un docteur deviendrait une cause d'indignité pour celui-ci ? Depuis quand est-ce un crime de se faire connaître ? En est-il donc un moyen plus innocent, plus honnête que celui-là ? Ne vaut-il pas cent fois mieux que les intrigues et les démarches humiliantes auxquelles tant de médecins se livrent? Que dis-je, l'usage d'un signe adopté en Angleterre, en Belgique et dans divers pays de l'Allemagne, ne devrait-il pas plutôt être propagé dans les grandes villes, afin d'opposer une barrière aux fraudes d'une foule d'intrigans qui se constituent médecins sans en avoir le titre? En vérité, on pousse parfois la susceptibilité jusqu'au ridicule !

Au reste, la Société de prévoyance, et cela se conçoit d'une réunion qui rassemble tant d'hommes de cœur et d'intelligence, ne borne point tous ses soins à ce qui paraît être sa mission spéciale. On voit par les comptes-rendus de ses séances, qu'elle s'occupe d'une manière active de toutes les questions qui intéressent la profession, et recherche dans l'origine des causes de ces souffrances auxquelles elle s'efforce d'apporter quelques adoucissements, des indications pour les prévenir. Il suffit de jeter un coup d'œil sur ce qu'elle a fait, et sur ce que sa composition lui permet de faire pour reconnaître sa compétence à cet égard. Aujourd'hui l'association se compose de plus de 500 membres ; ces médecins, observateurs par état, sont disséminés sur tous les points de la Capitale et en contact permanent avec tout ce qui est vice et misère. Or, chacun apportant à la masse le tribut de son étude réfléchie, quelle garantie ces circonstances n'offrent-elles pas de la découverte et de la sûre appréciation de tous les éléments propres à la confection d'une bonne loi organique de la médecine? L'académie n'en fournit point de meilleure. Le zèle de l'association se manifeste surtout dans la répression des délits, en agissant auprès des magistrats qu'elle stimule et éclaire. Cette intervention, toute officieuse et par conséquent sans danger, porte ses fruits et nous semble devoir, sous ce rapport, suppléer avantageusement à la mission légale des conseils de discipline ou des conseils médicaux dont il serait désormais superflu de tenter l'épreuve. Ce qui nous la ferait encore préférer, c'est que, tandis que ces conseils auraient leur principe d'action dans le seul intérêt particulier, s'appuyant sur une force collective, la Société de prévoyance puise ses mobiles dans les sources plus pures de l'amour de l'humanité et du bien public.

VII. *Injustice de la patente.*

Il serait difficile d'ajouter à tout ce qu'on a dit sur l'injustice du droit de patente imposé aux médecins, ni de mieux prouver qu'on ne l'a fait le peu de fondement des différences qu'on a voulu établir entre la profession d'avocat et la nôtre. Ce droit est, à notre égard, d'autant plus immoral, que, par les soins gratuits *forcément* donnés aux pauvres, nous payons largement notre dette au pays. Toutefois, si nous unissons nos vœux à ceux de nos confrères pour demander une suppression que nous n'espérons pas, nous devons l'avouer, c'est plutôt à titre de réparation, que comme un soulagement sérieux à notre position. L'impôt de la patente ne paraît lourd que parce que cette gêne est grande, et les réclamations incessantes que provoque un objet si minime ne font que confirmer de plus en plus la réalité d'un malaise auquel il devient urgent de mettre un terme.

§ 2. Des réformes relatives aux établissements de bienfaisance.

Ce paragraphe sera court, aucun changement important dans la constitution ou le régime des établissements de bienfaisance, n'ayant été formulé d'une manière précise. On a émis vaguement, sur l'extension des hôpitaux dans les provinces, quelques vues organisatrices, dont nous parlerons en exposant sur ce sujet nos propres idées. Quant au reste, tout se réduit à des remarques plus ou moins justes sur des imperfections senties de tous, à des vœux plus aisés à former qu'à satisfaire, jetés comme par hasard dans des discussions, ou incidemment développés dans des articles de journaux.

Ainsi, quoique, dans les hôpitaux, les inconvénients des salles communes soient frappants, la perspective des obstacles à surmonter pour arriver à l'isolement des malades, fait qu'on se contente, à cet égard, de gémir de son impuissance.

Mille fois on s'est plaint des mauvaises qualités de la nourriture; mais on a toujours laissé à ceux qui tenaient les cordons de la bourse, l'initiative des mesures à prendre pour obtenir la satisfaction désirée.

On s'est quelquefois élevé contre l'injustice et le danger du parti pris de refuser l'entrée des hôpitaux à tous les maux qui semblent de peu d'importance. A chaque instant les journaux de médecine, et même les feuilles politiques, signalent les fâcheux effets du renvoi prématuré des convalescents. Mais qu'y faire? Agrandir les hôpitaux existants, en fonder de nouveaux. Il faut accorder cet éloge à l'administration qu'elle y travaille de tout son pouvoir.

Dans ces derniers temps, M. Thyerri, justement affligé des procédés peu charitables dont on use envers les malheureux atteints d'affections chroniques, qu'on ballote de salle en salle, si ce n'est d'hôpitaux en hôpitaux, a proposé d'affecter au traitement exclusif de ces affections des maisons ou des salles spéciales. Ce que propose M. Thyerri nous paraît, à l'avantage que ce confrère poursuit, réunir un autre avantage, celui d'intéresser plus particulièrement au sort de ces malades les médecins chargés de leur donner des soins ; de les porter à tenter des essais, qui pourraient devenir fructueux pour la pratique et pour la science ; de leur permettre d'organiser en grand, pour la communauté, des moyens de traitement tout-à-fait inapplicables dans les circonstances actuelles. Il n'y aurait qu'une chose à craindre, c'est que le spectacle d'infortunés, voués pour la plupart à l'incurabilité ou à la mort, ne contribuât à troubler les derniers jours, ou à pré-

cipiter la fin de ceux qu'un vif instinct de conser-
vation rattache à l'existence.

On trouve encore, çà et là, l'idée d'augmenter le
nombre des hôpitaux. Mais presque toujours cette
idée a sa source dans le désir intéressé de la fondation de nouvelles places, et non dans un sentiment vrai de l'insuffisance du service médical.
Néanmoins, cette insuffisance est réelle, et justifie,
par conséquent, l'idée dont il s'agit. Il résulte, en
effet, d'un remarquable travail statistique de
M. Malgaigne, sur les hôpitaux, qu'indépendamment de toute autre condition, partout où le personnel médical a été augmenté, la mortalité a di-
minué, et le nombre des guérisons est devenu plus
considérable.

Ce serait ici le lieu de parler d'une décision ré-
cente du conseil des hôpitaux, si le ministre n'avait
fait justice de cette décision absurde, en lui refu-
sant sa sanction. Il ne s'agissait rien moins que
d'interdire, au nom du respect pour les morts, les
autopsies dans les hôpitaux ; car astreindre les médecins à obtenir le consentement des familles,
c'était engager celles-ci à ne jamais l'accorder. A
quoi bon, en effet, leur concéder un droit, si on ne
veut pas qu'elles en usent? Qu'on impose des règles
de décence pour les autopsies et les dissections,
soit. Mais est-ce donc outrager les restes inanimés
de nos semblables, que de les faire servir à l'instruction et au soulagement des vivants? L'humanité
est-elle intéressée à ce qu'on nous ramène aux temps

d'un grossier empirisme? Quoi! lorsque la science et la raison gémissent des entraves que la répugnance du monde et l'indifférence des médecins apportent aux autopsies de la pratique civile, le gouvernement, dont le devoir serait de lever ces entraves, s'il était possible, irait sans nécessité les étendre jusque dans la pratique des hôpitaux! Un cri unanime de réprobation a retenti dans le corps médical, et, à vrai dire, tant de déraison ne peut se concevoir!

Enfin, les bureaux de charité et les dispensaires ont été également l'objet de quelques propositions. Les uns ont demandé l'adjonction de nouveaux médecins au service des pauvres, considèrant avec raison que le nombre de ceux attachés à ce service était trop limité. Les autres voudraient que tous les médecins partageassent les devoirs qu'imposent les bureaux de charité, à la condition, toutefois, d'être déchargés de la patente et dispensés du service de la garde nationale. Certes, il n'est personne d'entre nous qui n'approuve ce désir. Malheureusement, il y a une erreur dans la pensée de ceux qui l'expriment. Pour qu'un échange soit acceptable, les avantages doivent être équivalents des deux côtés. C'est ce qui n'apparaît point ici. Il est à peu près impossible que le gouvernement consente à un marché auquel il a tout à perdre et n'a rien à gagner. Car pourquoi, si cent médecins lui suffisent, en nommerait-il dix-huit cents? Du moins le gouvernement raisonnera toujours de la sorte, tant qu'on ne lui aura pas démontré l'utilité et la justice du partage de fonctions qu'on réclame.

La question des aliments distribués aux dispensaires est encore, comme pour les hôpitaux, une véritable pierre d'achoppement. Nos confrères des bureaux de charité ne cessent d'insister pour en obtenir de plus variés et de meilleurs. Cette insistance, vaine jusqu'à présent, est pourtant légitime, et c'est à bon droit, ce nous semble, que l'administration dirigerait sur ce point toute sa sollicitude.

Il y a enfin un projet qui ne mérite pas moins de fixer cette sollicitude : c'est celui conçu par M. Thyerri d'annexer aux dispensaires, des salles non-seulement de consultation chirurgicale, mais surtout de secours *chirurgicaux*. Nous l'avons observé déjà : souvent les soins des médecins des bureaux de charité échouent par le manque de charpie, de linge ou de pièces d'appareils, que les dispensaires ne fournissent point, et dont un grand nombre de pauvres malades ont plus besoin que des médicaments qu'on peut leur procurer.

§ 3. Des réformes relatives à l'enseignement.

Notre observation va se porter ici sur des choses un peu disparates : ainsi, nous aurons à examiner tour à tour, 1º entre autres changements récemment accomplis dans les facultés, ceux qui concernent les écoles secondaires, les nouvelles garanties dont on a entouré les examens, et la condition *sine quá non* d'une année d'exercice comme externe pour le doctorat ; 2° certains établissements privés qui, sous le titre d'écoles auxiliaires ou préparatoires, sont comme une protestation de l'insuffisance de l'enseignement public ; 3° enfin, diverses propositions ayant pour objet : l'absolue liberté du droit d'enseignement, un procédé d'études par groupes associés, des modifications à introduire dans le concours, la participation d'un nombre déterminé de médecins non professeurs aux actes probatoires des écoles, la création de différentes chaires, et en dernier lieu l'institution de médecins voyageurs.

I. *Des écoles secondaires.*

Il y a 7 ans, l'Académie, abusée par une fausse analogie, avait admis dans son projet le système de la multiplication des facultés. L'éclat des nombreuses écoles allemandes semblait en effet autoriser ce système. On ne voyait pas que l'identité parfaite n'existait point dans les conditions, et que l'Allemagne, divisée en un grand nombre de petits états, pouvait se trouver bien d'un régime qui n'irait point à la France, où règne l'unité politique. Les centres attirent tout ; mais les centres ne se créent point à volonté. A la révolution, nous possédions environ 20 facultés ; la force des choses, plus que l'autorité du gouvernement, les a réduites à trois, et de ces trois encore, la première tend-elle chaque jour à effacer les deux autres., à affaiblir leur importance et leur action. C'est à Paris que se concentrent les hommes forts, que les études sont brillantes, que les ressources abondent, par la même raison qui fixe dans chaque université allemande les capacités qui gravitent, dans sa sphère, l'influence directe du gouvernement. De nouvelles facultés, malgré tout l'appui du pouvoir, ne pourraient que végéter, et seraient contraintes, pour se soutenir, de faire appel par la facilité des examens à toutes les médiocrités : là serait le mal.

Heureusement le dessein de l'Académie a disparu au milieu des préoccupations occasionnées par les écoles secondaires, qui rallient la majorité des opinions, et dont la réorganisation paraît former une institution toute neuve. Ces écoles en effet s'annoncent sous de bons auspices, toutefois, il faut aussi le dire, elles soulèvent des questions d'une solution difficile, et prêtent en beaucoup de points le flanc à la critique.

Avant d'avoir une existence légale, les écoles secondaires durent être reconnues comme un fait. Dans les principales villes, pourvues de grands hôpitaux, il s'établit naturellement autour des médecins des groupes d'élèves, à qui l'on tint d'autant plus aisément compte de leurs études, que les facultés étaient peu sévères dans la distribution des titres. Ce fut une amélioration lorsqu'on consacra cet état de choses par la nomination de quelques professeurs et la position de quelques règles, variables suivant les lieux; mais l'expérience a prouvé que le nombre restreint de ces professeurs et le peu de vigueur de ces règles n'offraient pas les garanties désirables. Maint étudiant se présente devant les jurys médicaux, ou vient échanger dans les écoles supérieures des inscriptions de province, n'ayant reçu qu'une instruction vague et tronquée. Les dernières mesures doivent obvier à ces fâcheux résultats en soumettant les écoles secondaires à une loi uniforme, en les dotant d'un personnel professoral plus nombreux, plus capable et mieux rétribué, en ouvrant enfin aux élèves, dont elles facilitent la surveillance, toutes sortes de ressources pour le travail. Là d'ailleurs ne se bornent pas les services que peuvent rendre ces écoles. En leur attribuant une partie des fonctions des jurys médicaux, comme on en a le projet, on met un terme à ces scandaleuses réceptions d'officiers-de-santé, de sages-femmes et de pharmaciens dont l'incapacité et souvent l'immoralité sont une cause de honte pour notre profession. La justice départementale trouvera chez elles des médecins-légistes capables, qui trop souvent lui manquent dans les causes criminelles. Puis, quel noyau important pour les sociétés savantes, que ces professeurs voués par état à la propagation et à l'acquisition de la science ! Quel moyen de restituer la vie médicale aux provinces, d'en extraire les richesses, d'y faire rayonner celles des capitales.

Ce n'est pas tout. Sous divers rapports, les élè-

res trouvent des avantages marqués à commencer
leurs études dans les écoles secondaires. Si l'enseignement pèche par la forme comme celui des facultés, si même, à cause du moindre talent des professeurs, on peut reprocher à cet enseignement une
sorte d'infériorité, en revanche, les jeunes gens
travaillent sous les yeux de leurs maîtres, qui souvent les dirigent et les encouragent. Leur nombre
étant nécessairement moins considérable, ils ont
toujours des sujets de dissection, et pour la chimie,
la pharmacie et l'histoire naturelle, des substances
et des appareils à examiner, à manier, à mettre en
œuvre. Il n'en est guère qui, dès l'origine, ne soient
obligés de prendre une part active aux soins à donner aux malades, en remplissant auprès d'eux les
fonctions d'externes. Tous, assistant de près le
professeur, se familiarisant insensiblement avec les
opérations, les instruments, les accidents à prévenir,
acquièrent une habitude pratique souvent préférable
aux notions qu'on puise dans les livres. L'élève laborieux devient fort, est distingué et souvent très-
utilement protégé ; car rien n'est moins rare que
de voir les Facultés recruter leurs membres les plus
recommandables parmi les médecins dont le noviciat s'est fait dans les hôpitaux de province.

On objecte, mais sans fondement, que l'éducation des écoles secondaires fausse l'esprit, donne le
goût de la petite science et tend à subordonner les
grandes questions de principes aux faits matériels de
la pratique. D'abord il y a si peu unité de doctri-

nes, non-seulement entre les facultés, mais entre les membres d'une même faculté, qu'il ne faudrait pas peut-être, fussent-ils vrais, gémir trop haut de pareils résultats; mais on ne s'explique guère quelle en pourrait être la cause. Est-ce donc une nécessité que les professeurs des écoles secondaires soient des hommes dépourvus de science et remplis de préjugés ? Les capacités manquent-elles aujourd'hui, et l'observation qui fait les supériorités, n'est-elle pas de tous les temps et de tous les pays? Ces professeurs ne sont-ils pas les représentans des opinions régnantes ? D'ailleurs, quoiqu'on y puisse prolonger davantage son séjour, on ne reste en général que deux ans dans les écoles secondaires, et ce n'est point à cette époque de ses études, ni à Paris, ni ailleurs, qu'on s'occupe de théories. On ne songe guère alors qu'à connaître les faits, et, à vrai dire, il est bon de les avoir possédés avant de rechercher le lien systématique qui les unit et les coordonne. Plus même les notions préliminaires auront été exactes, plus cette recherche sera facile et sûre.

Par malheur, d'autres inconvénients sont à redouter, les uns inhérents à l'institution même, les autres dépendant des dispositions réglementaires qui la régissent. Ainsi, les Facultés souffriront infailleiment de la prospérité des écoles secondaires. Le chiffre de leurs élèves diminuera par la raison qu'un grand nombre n'y passeront que deux ans au lieu de quatre. Cette diminution devra surtout être sensible à Montpellier et à Strasbourg ; car, vraisemblablement, dans le choix d'une faculté, après les premières études, Paris aura plus souvent la préférence qu'il ne l'aurait eue sans cela.

Il est également à craindre que la quantité déjà trop considérable des médecins n'augmente encore, et surtout, si ces choses devaient rester comme elles sont, que les écoles secondaires ne devinssent, ainsi qu'on l'a dit, des pépinières d'officiers de santé; car on aurait beau traquer ceux-ci dans les endroits au-dessous de deux mille âmes, ce qui serait impraticable et injuste, le superflu de la masse n'en existerait pas moins. On se précipite dans le droit et la médecine, parce que ces deux professions sont le plus en évidence. Que sera-ce donc, lorsque dans chaque province, des écoles secondaires bien organisées seront là debout, offertes à tous les regards, lorsque les inscriptions prises dans ces écoles auront la même valeur que dans les Facultés? Que de vocations ne devront pas naître de l'occasion, de la facilité des études, des suggestions des maîtres jaloux du lustre de leur enseignement? Ensuite, on n'exige pour s'inscrire dans les écoles secondaires, ni diplôme de bachelier ès-lettres, ni diplôme de bachelier ès-sciences. Il en résulte que les premiers venus, et il s'en trouvera sans doute beaucoup dans les villes même, pourront en peu de temps, sans sortir de chez eux, devenir médecins; c'est-à-dire officiers de santé, quoiqu'ils n'aient aucun titre littéraire ou scientifique. Et parmi ceux qui auront achevé leurs humanités et pris le premier grade, facile à obtenir dans les académies de province, n'y en aura-t-il pas qui, après deux années d'études pratiques, reculant devant les difficultés de l'examen sur les sciences, renonceront à se faire docteurs? Oui, il y en aura, quoiqu'il ne dût point y en avoir, puisque les matières de l'examen sont en partie les mêmes que celles sur lesquelles on s'exerce pendant ces deux années. En tous cas, la crainte récemment exprimée par les professeurs de Montpellier, de voir s'absorber le temps des dernières études médicales dans les soins nécessaires à la préparation de l'examen sur les sciences, nous semble peu justifiée. Il est raisonnable d'admettre que la plupart de ceux qui voudront être bacheliers ès-sciences, seront prêts à en subir l'examen dès leur entrée dans les Facultés; et d'ailleurs l'on ne peut continuer à prendre d'inscriptions pour le doctorat sans faire preuve de ce titre.

Dans tout ce qui tient à l'humanité, le bon et le mauvais vont souvent côte à côte, et ce n'est pas toujours une raison de se priver du bon, parce que le mauvais est inévitable; faute du mieux il est sage de se contenter du passable, c'est une balance à établir; au surplus, tout le mal n'appartient point en propre aux écoles secondaires. Ici, encore, se représente la question des officiers de santé. Qu'on les supprime, et le principal vice des écoles secondaires disparaît; l'accroissement possible des médecins n'offre plus rien de redoutable; en outre, jusqu'à présent tout s'est borné à des appréhensions induites du raisonnement plutôt que des faits. L'expérience devra prononcer, et il pourra arriver qu'en cela comme en beaucoup d'autres choses, la pratique vaille mieux que la théorie. Quant aux dangers de l'éparpillement des élèves et au tort réel que pourront en ressentir les Facultés, la réflexion ne les saisit guère. L'habitude d'estimer la force d'un enseignement par le nombre des auditeurs qui garnissent les bancs des amphithéâtres, ne ferait-elle point illusion à cet égard? Pourquoi, par exemple, un maître ne montrerait-t-il pas aussi bien à cent élèves qu'à deux cents? on n'en voit nulle raison. Enfin, des considérations où nous sommes entrés, on peut tout au plus conclure que pour rendre entièrement profitable une institution nécessaire et excellente par elle-même, il y a à provoquer encore, et dans son organisation propre et dans l'organisation générale de la médecine, de nouveaux perfectionnements.

II. *Examens plus sévères.*

La sévérité des examens est surtout propre à corriger beaucoup d'abus. Justice à cet égard doit être rendue au zèle et à la sage fermeté du doyen de la Faculté de Paris. Depuis qu'il administre, la difficulté des épreuves et la rigidité des examinateurs ont été croissant. Autrefois un refus était rare;

maintenant, quoique les études soient plus fortes, la proportion des ajournés est considérable et le devient chaque jour davantage. Grâce à de récentes ordonnances, les manuels ont beaucoup perdu de leur importance ; car, désormais, c'est à l'amphithéâtre, c'est au lit des malades, sous les yeux des juges que les candidats donnent les preuves de leur savoir anatomique et médical, de leur habileté opératoire. Il suffit d'énoncer ces exigences nouvelles pour en faire d'abord pressentir la salutaire influence.

III. *Stage dans les hôpitaux.*

Le stage d'une année dans les hôpitaux, imposé aux aspirans au doctorat, est une mesure du même ordre, et qui, par conséquent, mérite d'être approuvée. Cette mesure est à mon sens la plus forte critique qu'on puisse faire des officiers de santé. Que penser de leur science, en effet, lorsqu'on cherche à se prémunir contre l'insuffisance des docteurs ! seulement, ce n'est point une année, mais tout le temps des études que devrait durer le stage. Puis, les fonctions des stagiaires ne s'étendront guère au-delà de celles des externes. La décision ministérielle est même explicite à ce sujet, et chacun sait que cette décision n'a été rendue, ainsi qu'une autre qui vote une légère allocation à ceux-ci, que pour remplir les cadres de l'externat, où la diminution des étudiants laissait de nombreux vides. Or, nous l'avons observé ; à part l'habitude qu'il donne de la petite chirurgie, l'externat ne produit point, sous le rappor de l'observation clinique, des résultats aussi étendus qu'on semblerait devoir en concevoir l'espérance.

IV. *Ecole auxiliaires.*

Bien des gens se sont élevés contre cette liberté sans contrôle qu'on laisse à la jeunesse médicale, et dont nous avons exposé les fatales conséquences. Quelques-uns voudraient qu'un régime analogue à celui des écoles militaires fût adopté pour les élèves en médecine : d'autres se contenteraient d'une institution préparatoire qui les saisirait au sortir du collège, pour les initier à la vie morale et scientifique. Jusqu'ici le gouvernement ne s'est point montré disposé à répondre à ces vues véritablement progressives ; c'est ce qui explique les efforts tentés en dehors de lui pour suppléer autant que possible à son inaction. Tel fut, sous la restauration, le but de la société des bonnes études dont on ne peut nier les services, et qui aurait fait plus de bien encore si elle eût été moins asservie au fanatisme de parti qui régnait alors. Tel est, aujourd'hui, celui des écoles auxiliaires fondées successivement par MM. Alphonse Sanson, Baudrimont, Lagasquie, etc. L'établissement de la rue de l'Estrapade se fait surtout remarquer par sa bonne tenue, par son excellente direction ; c'est l'éducation du collège continuée ; tout ce qui peut former le talent et développer d'honorables sentiments s'y trouve réuni : surveillance active, conseils éclairés, cours particuliers, exercices fréquents, objets d'instruction, bibliothèque, examens, conférences, concours, etc. Malheureusement les écoles auxiliaires ne peuvent opérer sur une grande échelle, n'ayant pour cela ni assez d'argent, ni assez de force, ni assez d'autorité. Elles ne reçoivent qu'un petit nombre d'élèves laborieux et dociles, qui comprennent les avantages qu'elles procurent; le reste suit les errements communs par insouciance, habitude, ou horreur de toute contrainte. On le conçoit ; il n'y a que le gouvernement capable de réaliser d'une manière efficace et étendue la pensée qui a dirigé les fondateurs de ces écoles; car lui seul peut faire impunément des sacrifices, imposer des obligations, aplanir les obstacles, contraindre les résistances.

V. *Concurrence dans l'enseignement.*

Quelques esprits entichés de la liberté illimitée ont rêvé la libre concurrence de l'enseignement médical. Ils déclament contre le monopole, auquel ils attribuent l'apathie, la faiblesse et la routine dont ils accusent les Facultés. Mais les arguments qu'ils emploient sont la condamnation même de leur système. A la rigueur le gouvernement peut abandonner l'industrie à la concurrence ; le public trouve dans son jugement une suffisante protection de ses intérêts, en accordant toujours le prix au plus habile et ne payant jamais les produits que suivant l'estimation de leur valeur réelle. Ici, nous le répétons, c'est bien différent, l'autorité a de graves intérêts à défendre. Moins le talent des médecins est appréciable, plus elle doit suppléer à l'ignorance des gens obligés de recourir à leur art. C'est ce qui fonde son droit et son devoir d'intervenir dans les études médicales. Or, à quels périls ne nous exposerait-elle pas en acceptant des médecins formés dans des institutions particulières quelconques? qui ne voit qu'on retomberait ainsi dans toutes les irrégularités que la réorganisation des écoles secondaires a eu pour but de prévenir? quels avantages d'ailleurs pourrait-on retirer d'une lutte entre diverses écoles? quelle école aura jamais autant de ressources, autant de professeurs distingués que les Facultés elles-mêmes? ne s'affaibliraient-elles pas, au contraire, en se multipliant?

A la vérité, le gouvernement possède contre tous ces dangers des armes qu'on ne lui conteste point, et qu'il peut, dit-on, rendre aussi redoutables qu'il le désire; ces armes, ce sont les examens. Nous venons nous-mêmes de reconnaître leur puissance. Ce serait toutefois, et nous en avons fait la remarque ailleurs, une illusion de leur accorder une importance trop absolue; car dans ce cas, autant vaudrait répondre à chaque cri de réforme, rendez les examens très-rigoureux. D'abord une chose frappe l'observateur : c'est que la science des examens n'est pas toujours une véritable science, et que le candidat qui réussit le mieux peut n'être pas le plus capable et le plus instruit; certain art de forcer la mémoire et de prendre de l'aplomb a souvent plus de part aux connaissances que la réflexion et le jugement. En raison de la multiplicité des branches dont la médecine se compose, la matière des examens est nécessairement restreinte aux données élémentaires de chacune d'entre elles. Il suffit qu'un élève soit un peu exercé sur un programme de questions qui les embrasse, pour s'en tirer mieux que ne pourrait le faire un praticien consommé. Mais le moment passé, tout ce savoir artificiel, puisé dans les manuels ou dans de petits cours particuliers, s'échappe en fumée. N'en doutons pas, si l'enseignement médical était libre, il arriverait pour la médecine, mais avec plus d'inconvénients, ce qui arrive pour le baccalauréat ès-lettres, auquel on prépare en quelques mois des candidats qui portent éternellement l'empreinte d'une éducation humanitaire manquée; on verrait s'élever une multitude de petites institutions, faisant assaut, non pour former des hommes d'observation et d'expérience, mais pour fabriquer à la vapeur des machines à examen, dépourvues de cette instruction solide et vraie, si précieuse en médecine, et que donnent seuls le temps et un travail soutenu. D'ailleurs, les examens ont encore ce côté faible, qu'il ne paraît pas impossible d'en altérer la sincérité; et l'on imagine fort bien comment, à l'aide de certaines manœuvres, pourraient se multiplier les exemples de réceptions dues à de coupables complaisances. Les facultés sans doute ne sont pas complètement à l'abri des mêmes résultats ; mais ce n'est point une raison de perpétuer et d'aggraver le mal par d'imprudentes concessions. Le devoir du gouvernement est, au contraire, de s'appliquer à rendre le système de leur enseignement tellement fort et puissant, que, pour s'assurer du mérite des candidats, la formalité parfois décevante des examens, devienne de moins en moins nécessaire.

VI. *Groupes pour les dissections.*

M. Alphonse Sanson, à qui sa longue expérience des cours de l'école pratique a permis de constater souvent les déplorables abus des dissections, a proposé, pour y mettre un terme, de distribuer les élèves par groupes d'une vingtaine, entre lesquels les cadavres seraient répartis, qui travailleraient en commun et probablement sous une direction éclairée. Cette conception, qui conviendrait peut-être à l'étude de plusieurs autres branches de la médecine, nous paraît susceptible d'une application heureuse.

VI. *Réformes relatives aux concours.*

Le concours a soulevé des débats trop violents

pour qu'on ne se soit pas encore mis en quête des moyens de faire que cette institution puisse enfin être une vérité. L'imagination n'a point été en défaut dans cette recherche. Il en est dont l'efficacité ne serait point douteuse, si, étant acceptés, ils pouvaient aisément être mis en pratique. Notre intention, toutefois, n'est point de parler ici d'une foule de modifications de détail à apporter dans les formes et le mode d'appréciation des différentes épreuves; modifications ayant pour objet de mieux faire ressortir aux yeux des juges le mérite respectif des candidats. Nous n'examinerons point, par exemple, à quel prix, ni comment, dans chaque circonstance, on doit estimer les épreuves orales et écrites; quelle nature de sujet conviendrait mieux pour les compositions et les leçons ; s'il est préférable de laisser ou non le choix de celui des thèses à la discrétion des concurrents ; s'il est bon d'en limiter l'étendue; d'étendre ou de raccourcir le temps des préparations, etc., etc. Ces faits sont importants, sans doute; mais ils appartiennent à la partie réglementaire, plus qu'ils ne touchent au fond de la constitution du concours. L'intelligence du jury, si elle était dirigée par un sentiment d'équité, saurait presque toujours suppléer aux imperfections qui pourraient exister à cet égard. Ce qu'il faut en effet tenir pour suspect, ce n'est point la science des juges, mais leur moralité. C'est contre la faveur et l'intrigue qu'il est essentiel d'organiser une résistance.

Or, sous ce point de vue, deux objections ont été faites relativement à l'organisation actuelle du jury. L'une est relative à sa composition, l'autre au droit vraiment exorbitant qu'il a de ne rendre aucun compte des jugements qu'il porte. Ainsi, l'on a pensé que bon nombre d'injustices avaient leur source dans le privilége exclusivement réservé, suivant les cas, aux médecins des hôpitaux ou aux professeurs des facultés, de faire partie des juges des concours. En effet, ces corps ayant des intérêts solidaires, tout ce qui s'y rattache par des liens étroits d'affection ou de parenté, est assuré d'avance d'une large part dans les nominations. Vote pour mon fils ou mon frère, et je voterai pour ton neveu, ton cousin, ton ami. Donc, il a été question d'abolir ou du moins de restreindre cet énorme privilége, en tirant au sort, ou en choisissant, par élection, parmi les médecins en général, tout ou partie des membres qui devaient composer les jurys. Par cette précaution, on affaiblirait certainement les chances et surtout l'habitude funeste de la corruption ; car chaque juge, affranchi d'obligations antérieures, et désintéressé pour l'avenir, se trouverait, vis-à-vis de ses collègues, dans un état complet d'indépendance. Mais reste à savoir si d'autres abus ne naîtraient pas de ce système, si son application ne rencontrerait pas de graves difficultés. Dans le premier cas, je suppose, si le hasard amenait les noms de praticiens inconnus et peu capables, quelle serait l'autorité d'un jury inférieur, peut-être, en connaissances à ceux sur le talent desquels il devrait prononcer? Que si l'on se contentait d'une simple adjonction, n'y aurait-il pas à craindre, que, défiants de leurs propres lumières, ou, désireux même de faire leur cour, les adjoints ne cédassent à l'influence des membres privilégiés? N'est ce pas un peu ce qui arrive dans les concours de la faculté où le jugement des juges-professeurs, détermine souvent celui des juges académiciens. Tout porte à croire que l'élection pure donnerait de meilleurs résultats; car, infailliblement, les choix tomberaient sur des hommes connus par leurs lumières et leur probité, et, de plus, l'honneur de ce choix constituerait un lien moral d'une grande garantie. Malheureusement, les concours sont fréquents, et les hommes dont je parle sont rares; la charge qu'ils imposent est onéreuse; on ne la recherche point, on la redoute. Ce n'est qu'à leur corps défendant, et comme une condition de leurs fonctions, que les médecins des hôpitaux et les membres des facultés en remplissent les devoirs. De quel droit, alors, assujétir des individus à un joug (1) que rien ne les oblige

(1) Ce joug est surtout aujourd'hui si lourd, à cause de l'accroissement considérable des candidats, qui rend les concours interminables, que le ministre, pour satifaire à certaines réclamations, a décidé que, désormais, on n'admettrait à la seconde épreuve, qu'un nombre de candidats double de celui des places à donner, mesure aussi injurieuse qu'absurde; car elle dépouille d'un droit; elle tue et flétrit

à supporter ? Cet empêchement, il est vrai, serait détruit aisément au moyen d'une rétribution ; mais ilen est un autre beaucoup plus sérieux, c'est l'embarras de ces élections répétées, qui viendraient à chaque instant mettre en émoi le corps médical, et dont il est impossible de prévoir toutes les conséquences.

Cette dernière circonstance, en effet, apportera toujours des entraves à une utile rénovation du jury(1). Mais s'il est malaisé de trouver des juges exempts de passions et d'intérêts, au moins serait-il prudent d'opposer quelque contrainte à leurs mauvais penchants. C'est dans ce dessein qu'on a proposé de les forcer à motiver leurs décisions. Ilest vraiment trop commode de n'avoir à répondre de ses actes qu'au ciel et à sa conscience, c'est-à-dire, à deux censeurs fort discrets et fort traitables. Sans doute, lorsqu'on le veut, on n'est jamais embarrassé pour légitimer par des raisons la conduite la moins loyale ! Pourtant, la seule nécessité d'établir ces raisons préviendrait

jusqu'aux espérances, et s'il n'y a qu'une place à disputer, et qu'il y ait, par exemple, vingt candidats, elle circonscrit la lutte d'une manière insignifiante.

(1) M. Raige-Delorme a fait une proposition qui parerait à cet inconvénient. Elle consiste à faire élire les juges par les concurrents eux-mêmes. Mais ce moyen suppose entre les électeurs une unanimité de vue et de volonté qui ne saurait exister. Et il devient impraticable, dès-lors, que dans l'élection il y aurait une majorité et une minorité.

certainement plus d'un jugement injuste. Bien des gens, capables de rédiger un bulletin partial, hésiteraient à formuler des considérants mensongers. C'est, qu'en effet, dans un cas, il est facile de s'étourdir, de paraître agir comme sans préméditation, tandis que dans l'autre, indépendamment du blâme public, la réflexion vous met forcément aux prises avec votre conscience. Puis de deux choses l'une : ou tous les membres du jury s'entendraient pour prononcer un jugement commun, où chaque juge motiverait son vote spécial. Nous ne dirons point lequel mériterait la préférence de ces procédés, dont le premier, du moins, paraît très-applicable. Mais des deux côtés surgissent des garanties nouvelles. Dans la première hypothèse, une discussion deviendrait nécessaire, et, alors, il suffirait d'une voix intègre et courageuse pour entraîner les convictions chancelantes, et ramener dans la bonne voie ceux qui seraient tentés d'en sortir. Dans la sesonde, à moins d'un accord parfait dans le jury, une salutaire défiance s'élèverait entre les opposants, et le mensonge aurait quelque honte, peut-être, à se produire à côté de la vérité.

La fiction n'entre pour rien dans ces idées. Telles sont, néanmoins, en médecine, la mobilité des faits, l'incertitude des opinions et la diversité des manières de sentir ; telle serait aussi la difficulté de faire pénétrer dans les dispositions du jugement tous les éléments des diverses questions, que, quoi qu'on dût attendre du système que nous venons

d'exposer, beaucoup d'issues n'en demeureraient
pas moins ouvertes à l'arbitraire. De cela, il y a
surtout une cause majeure incontestable, c'est que
la voix des intéressés n'a point accès dans l'enceinte
où leur destinée s'agite. Evidemment, les observations qu'ils pourraient présenter ne seraient pas
sans influence. Mais les vœux exprimés à cet égard
sont-ils réalisables? Que s'ensuivrait-il du droit
accordé aux concurrents, de participer aux délibérations? Les concours, déjà si fatigants par leur
longueur, ne seraient-ils pas allongés encore? L'attaque appelle la défense. Croit-on à la possibilité
d'y maintenir le calme et le décorum, et de prévenir mille collisions, qui, comprimées peut-être
dans la salle du conseil, pourraient éclater, au dehors, d'une manière désastreuse? Qu'on en juge par
les luttes de l'académie où pourtant les parties sont
presque désintéressées! De déplorables scandales
enleveraient infailliblement au concours le prestige
qui ne devrait cesser de l'environner : d'ailleurs, il
n'y a guères qu'un genre d'épreuves qui puisse, à la
rigueur, se prêter à une discussion de cette nature;
ce sont les compositions écrites, où l'on ne peut ni
ajouter, ni retrancher, ni modifier, et où, par conséquent, le jugement s'asseoit sur des faits précis.
La critique des épreuves orales amènerait des dé-
négations, des affirmations et des explications dans
le chaos desquelles il serait peut-être difficile de se
reconnaître

Tant d'obstacles semblent rendre impossible l'in-

tervention des compétiteurs dans de pareils débats!
On le regrette ; car on sent combien cette intervention serait légitime. Ce n'est pas que l'imagination
ne conçoive des conciliations possibles, et que
même dans les plans qu'elle forme, elle n'entrevoie
de véritables profits pour la science! Qui empêcherait, par exemple, dans les combats les plus importants, comme pour la nomination des professeurs,
des agrégés et des médecins des hôpitaux, de faire
sténographier les leçons orales, et d'obtenir ainsi
des bases d'appréciation plus exactes? Pourquoi ne
délivrerait-on pas les copies, ainsi que les autres
compositions, aux concurrents qui ont intérêt à en
prendre connaissance? Pourquoi encore, avant le
jugement de chaque épreuve, n'autoriserait-on pas
ceux-ci à se réunir en séances spéciales, pour opérer
en commun le dépouillement de toutes ces pièces,
et de concert avec les différents auteurs, qui pourraient y annexer des notes d'observations, en présenter une analyse fidèle et comparative, où les lacunes seraient indiquées avec soin? Ne résulterait-il
pas de ce travail préparatoire une classification naturelle et vraie, dont, moralement, le jury aurait
peine à s'écarter? Sa partialité, du moins, surtout
s'il lui fallait donner ses motifs, ne pourrait s'exercer
qu'en faveur des candidats dont les titres balance-
raient ceux de leurs voisins. Il y a plus : l'homme
est dominé par un instinct de justice, qui ne lui
permet point de se refuser à l'évidence. Il n'est
point douteux que plus d'un concurrent, convaincu

par cette classification de la supériorité de ses rivaux, rougirait de tenter les honteuses chances de l'intrigue. Cette appréciation préliminaire s'accomplirait avec d'autant moins de trouble, qu'elle n'aurait point lieu devant un jury, et n'emporterait point l'idée d'un jugement définitif.

En outre, deux avantages indirects en ressortiraient : le premier, c'est qu'on ne désespérerait plus, comme aujourd'hui, de reconquérir, dans les épreuves suivantes, le rang perdu dans les premières; le second, c'est que la part éminemment active, prise par chaque compétiteur, à toutes les questions agitées dans le concours, communiquerait à ses connaissances un degré tout nouveau d'étendue, de précision et de force.

VIII. *De la présence des médecins de la ville aux examens.*

Dans son projet d'organisation médicale, dont nous avons déjà parlé plusieurs fois, l'académie vota un article 11 ainsi conçu : « Les médecins de la « ville et de la banlieue où se trouvent placées les « facultés devront concourir pour une moitié à « tous les actes probatoires, c'est-à-dire, aux exa- « mens que subissent les élèves. » La discussion d'alors n'indique point les motifs excellents, sans doute, sur lesquels est appuyé ce vote, et l'on se creuserait vainement le cerveau pour les deviner;

à moins d'admettre qu'on ait voulu imiter une coutume suivie quelque part en Allemagne et en Angleterre; supposition assez vraisemblable ; car il est presque passé en habitude, pour certaines choses, de considérer les emprunts, même les moins judicieux, faits à l'étranger comme autant de conquêtes. En tout cas, ce ne peut être pour cause d'insuffisance qu'on adjoindrait aux professeurs et aux agrégés les médecins de la ville dans les examens. Qui mieux que ceux qui les enseignent serait propre à interroger sur les diverses parties de la science ? Sentirait-on la nécessité de mettre les candidats à l'abri de la partialité de leurs juges? Mais personne ne profère de plaintes à cet égard ; et comment y songerait-on, puisque nul intérêt ne porte les examinateurs à se montrer trop indulgents ou trop sévères? D'ailleurs, la publicité des actes ne tient-elle pas lieu de contrôle ? Les fonctions d'examinateur sont essentiellement liées à celles du professorat. Quelqu'instruits qu'ils soient, jamais les médecins ordinaires ne posséderaient assez de notions précises en anatomie, en physiologie, en chimie, etc., pour apprécier le degré de capacité des élèves dans chacune de ces spécialités ; jamais, surtout, on ne leur verrait cet empressement qu'ont naturellement les professeurs, jaloux de connaître si leurs leçons ont fructifié. A quoi bon, alors, ce mélange de jurés, qui ne répond à aucun besoin, même imaginaire?

IX. *Fondation de nouveaux cours.*

On a réclamé la fondation de divers cours, dont l'absence constitue un vide réel dans les facultés. De ce nombre, sont notamment ceux de médecine comparée, anatomie, physiologie et pathologie; de l'histoire de la médecine, de microscopie, etc., etc. En signalant cette absence, nous avons précédemment donné sur ces cours quelques indications, auxquelles nous croyons devoir renvoyer, parce qu'elles nous paraissent suffisantes pour en faire sentir tous les avantages.

X. *Missions médicales.*

Une commission est en ce moment chargée d'examiner une proposition de M. Louis, tendant à provoquer la création de missions médicales. D'après cette proposition, des médecins iraient dans les différentes contrées du globe, s'enquérir de tous les faits propres à éclairer les points obscurs de l'hygiène et de la pathologie, et pour la solution desquels la sanction de l'observation universelle semble nécessaire. L'académie a accueilli avec une sorte d'enthousiasme l'idée de notre savant confrère; car elle y a entrevu un noble but à atteindre, l'exemple glorieux des naturalistes à suivre, et surtout l'espoir de sonder quelques-uns de ces profonds mystères dont notre science est environnée. Quelle sera la pensée de la commission? que résoudra définitivement l'académie? on l'ignore. Mais déjà, le doute est venu modérer la chaleur du premier mouvement; car la réflexion fait craindre pour les bons résultats que promet une telle entreprise. D'abord, il serait inexact, en ce qui concerne les expéditions scientifiques, de comparer la médecine aux autres branches de l'histoire naturelle, et de voir, par conséquent, dans les succès des voyageurs naturalistes, un présage assuré de la réussite des médecins voyageurs. D'une part, les faits médicaux, à cause de leur physionomie mobile, et des caprices de leur apparition, ne peuvent s'accommoder d'une observation ambulante, comme ceux d'histoire naturelle, susceptibles, pour la plupart, d'être étudiés en tout temps, ou, du moins, à des époques déterminées. D'autre part, chaque climat a ses productions diverses que le commerce rend communes à tous les pays. On conçoit donc quel intérêt s'attache aux explorations de ces savants, qui vont au loin nous ouvrir des sources de richesses ignorées; tandis que l'investigation médicale n'offre rien de semblable, tout son rôle consistant à recueillir sur les maladies, et les conditions dans lesquelles elles se développent, des documents statistiques qui, comme application, n'ont souvent qu'une valeur de localité, et dont le mérite, d'ailleurs, dépend de leur exactitude et du parti qu'en sait tirer une intelligence habile.

Ensuite, rien n'est plus scabreux et plus difficile à établir qu'une statistique médicale, même à l'égard des faits accessibles. Que de particularités à noter et à approfondir si l'on ne veut commettre des erreurs d'autant plus funestes ici, qu'à travers ce prisme, d'une autorité lointaine, elles prendraient plus aisément les couleurs de la vérité! Cette œuvre n'exige pas seulement de la patience et du temps; elle veut aussi un génie observateur, et surtout des circonstances favorables. Doit-on se flatter que les médecins voyageurs réunissent tout cela? Protégés par le pouvoir, ils recevront un accueil favorable, soit. Mais comment dans des lieux dont on ignore les êtres, et peut-être la langue, et pendant un espace nécessairement court, pouvoir soulever le voile de la pratique privée, scruter à fond ce qui se passe dans les hôpitaux, les ateliers, les manufactures, les camps, les casernes, les prisons, les pensions, etc., etc.; exhumer enfin de la poudre des archives publiques, une foule d'indispensables matériaux ; de deux choses l'une : ou ils voudront tout observer par eux-mêmes, et alors leurs travaux faits à la hâte, manqueront d'exactitude et d'ensemble, ou la nécessité les forcera de s'en rapporter à des confrères très-divers en instruction et en jugement, et dans ce cas à la certitude d'être l'écho d'opinions déjà connues, s'ajoute le risque de n'obtenir que des renseignements imparfaits ou infidèles.

Quel serait, en outre, le personnel de ces missions? Parmi les naturalistes, on voit communément des hommes de la plus haute distinction, braver, dans l'intérêt de la science, les fatigues de pénibles voyages. Mais les capacités médicales n'abandonnent guère les postes lucratifs, et la riche clientelle. On les confierait indubitablement, à des jeunes gens sans expérience, si ce n'est sans talent, à qui la faveur tiendrait lieu de vocation, et qui moins jaloux de faire des découvertes utiles que de soigner leur fortune, reviendraient pour la plupart étaler aux yeux de leurs compatriotes un butin amassé à peu de frais, mais qui ne laisserait pas que de leur être profitable.

Quant au nombre des médecins voyageurs, et aux fonctions à leur départir, d'autres écueils se présentent. Si on restreint les nominations, ils ne suffiront point à la besogne; si on les multiplie, ce sera pour assigner à chacun un rayon d'exploration moins étendu. La statistique y gagnera en exactitude; mais aussi la division du travail détruira l'unité de l'ensemble et occasionnera sur les diverses questions des résultats contradictoires, c'est-à-dire pour les corps savants appelés à juger des causes d'incertitudes et d'erreurs. De cette façon même, les données comparatives n'étant plus recueillies dans les différents lieux par les mêmes témoins oculaires, les voyages médicaux perdraient avec leur caractère distinctif, les avantages qui leur sont propres. Au surplus, si l'on devait se contenter pour nos missionnaires, de cette tâche amoindrie, il y aurait une combinaison plus simple à suivre et tout aussi efficace, ce serait, non pas, comme on l'a voulu, d'imposer aux correspondants de l'académie, un genre d'obligations qu'ils ne seraient peut-être pas en mesure de remplir, mais de choisir dans chaque contrée, ou d'attacher à nos divers consulats des médecins instruits, qui, sans des frais considérables se chargeraient volontiers de ces importantes investigations.

Toutefois, malgré ces graves objections, je ne sais quoi d'instinctif plutôt que démontré milite encore en faveur des missions médicales. Si ces pélerinages n'avaient rien d'utile, verrait-on de simples particuliers les entreprendre au prix des plus coûteux sacrifices? Le système des voyages paraît surtout applicable à l'étude de questions déterminées, et l'on doit rendre à M. Louis cette justice, qu'il n'a émis son vœu qu'à l'occasion de la phthisie. C'est que quiconque s'applique à approfondir certains sujets, éprouve bientôt par l'insuffisance des meilleures sources qu'il peut mettre à contribution, le besoin d'arriver à la certitude par les ressources de sa propre expérience. C'est qu'en voyageant on apprend mille choses qui ne sont point dans les livres, on reçoit des objets des impressions plus fortes, si ce n'est différentes, on saisit mieux les rapports qui les unissent. D'ailleurs, cette influence des voyages, qui donne du moins aux connaissances individuelles de la virilité et de l'étendue, peut être mise à profit chez nous, comme elle l'est chez nos voisins à l'égard de leurs principaux élèves, pour former une pépinière de talents robustes, qui, rendus à leur patrie, en deviennent l'ornement et les lumières. En tout cas, la valeur des personnes est ici d'une grande considération ; et l'on ne devrait enrôler dans ces missions que des hommes fortement éprouvés par un concours, ou qui poursuivent la réalisation de quelque pensée féconde.

CHAPITRE V.

D'UN NOUVEAU PLAN DE RÉFORMES A INTRODUIRE DANS L'ORGANISATION MÉDICALE.

A la rigueur, notre travail eût pu se borner à l'exposition qui va suivre. Cependant, nous ne croyons pas avoir fait une œuvre stérile, en déroulant aux yeux des lecteurs le vaste tableau des questions que soulève le problème de l'organisation médicale. Pour opposer au mal un remède efficace, il était bon d'en connaître l'étendue et l'origine. Si nous ne nous trompons, ce mal si multiple dans ses manifestations, tient à un petit nombre de causes, qu'il suffirait de détruire pour le voir en même temps disparaître. Malheureusement, parmi les mesures que l'esprit conçoit comme propres à amener ce résultat, il en est qui, indépendamment des difficultés d'une réalisation très-possible, peuvent par un radicalisme apparent, n'être pas appréciées à leur juste valeur. L'essentiel est de prévenir cette injustice. Aussi, non content de proposer ces mesures, nous appliquerons-nous à démontrer leur opportunité, et à discuter les circonstances de leur application.

§ I. Des réformes à introduire dans la pratique civile.

Ces réformes consistent : 1° À ne plus recevoir que des docteurs ; 2° à limiter le chiffre des médecins ; 3° à fixer leur résidence ; 4° à leur fournir un logement ; 5° à rendre leurs soins entièrement ou à demi gratuits par l'allocation d'un traitement intégral ou d'une indemnité ; 6° Enfin, dans quelques changements relatifs au débit de la pharmacie, etc.

I. *Suppression des officiers de santé.*

Le gouvernement peut, quand il le voudra, opérer la suppression si désirable des officiers de santé, sans craindre ni opposition sérieuse ni pénurie dans le personnel médical. Aujourd'hui, nous l'avons dit, ce sont les places qui manquent pour les hommes plutôt que les hommes pour les places, et beaucoup de capacités ne s'éloignent de notre profession, que parce que les avenues en sont encombrées. Quant à la résistance ; d'où viendrait-elle lorsque chacun est convaincu de la supériorité intellectuelle, scientifique et morale des docteurs? On devrait même, s'il ne fallait à toutes choses une juste limite, exiger de ceux-ci des études plus longues. Quatre ans sont un temps bien court pour embrasser l'ensemble étendu des connaissances de la médecine. Mais on ne peut rester indéfiniment sur les bancs. Il serait d'ailleurs moins urgent d'ajouter aux délais actuels, si, comme nous verrons que cela est possible, on parvenait à faire faire de ces quatre ans, un emploi consciencieux, et à entretenir ensuite parmi les praticiens une émulation constante d'application et de travail.

II. *Limitation du nombre des médecins.*

Limiter le nombre des médecins serait détruire à la fois une bonne partie des effets de la concurrence et une anomalie sociale ; car le superflu des gens d'une même profession n'est pas seulement inutile, mais embarrassant et dangereux. Classé dès l'abord, le médecin n'attendrait plus des années entières le prix de longs sacrifices; il ne courrait plus le risque de ces onéreux déplacements, que l'espérance d'une position meilleure occasionne ou que le choix d'une mauvaise localité nécessite. Moins inquiet de son avenir, il soignerait ses malades avec plus de liberté et de dévouement; jalouserait moins ses confrères, aurait moins de penchant pour l'intrigue et le charlatanisme; il occuperait enfin dans la société la place qui lui appartient, et se mêlerait avec un esprit moins chagrin aux agitations politiques. La limitation comporte en effet, ce triple bénéfice pour l'individu, pour le public, pour l'état. Quant à l'établir, on n'y prévoit aucune objection véritable. Dira-t-on que repousser de la carrière médicale une foule de jeunes gens qui auraient voulu la suivre, ou empêcher le médecin de se fixer, où ses désirs le portent, c'est gêner la liberté individuelle. Mais si cette liberté est justement la cause du mal, pourquoi gémirait-on de sa perte? Opposera-t-on l'impossibilité? Mais, outre que, si on ne créait plus qu'un seul ordre de médecins, cette règle deviendrait aisément applicable, le pouvoir, dont les fonctions médicales relèvent directement, n'a-t il pas le droit d'imposer pour ces fonctions qu'il confère, les conditions jugées par lui les plus utiles? D'ailleurs, la médecine n'est pas la seule profession pour laquelle ce droit de limitation s'exerce. Ne se fait pas qui veut : notaire, huissier, curé, juge, employé du gouvernement, etc. Enfin, l'exemple de certains pays étrangers montre que ce système peut être avantageusement pratiqué. En Russie, les médecins sont presqu'assimilés aux fonctionnaires publics. La Prusse, qui s'avance d'un pas si ferme sur la route des idées progressives, vient d'imiter heureusement la Russie , et on lit dans un excellent rapport sur l'état de la médecine , en Allemagne, adressé au ministère , par M. Henri Roger, que dans le Hanovre , la Bavière et diverses villes libres de cette contrée , on ne nomme des médecins que suivant les besoins des populations.

III. *Fixation de la résidence.*

La fixation de la résidence est une conséquence de la limitation. Il va sans dire que les postes médicaux devraient être répartis chacun aux endroits les plus convenables à leur destination. Avancer que la fixation remédie aux graves inconvénients de l'éloignement, c'est assez faire l'éloge de cette mesure. Son adoption, il est vrai, souffre quelques difficultés , parce que tous les lieux ne sont pas également agréables et lucratifs , ni ne présentent pour les mariages les mêmes facilités. Mais à ces difficultés, relatives seulement aux individus dont les intérêts le cèdent en cette occasion à ceux du public, il y aurait des compensations. Ainsi , ce n'est pas peu de chose d'être à peu près délivré des soucis d'une concurrence mortelle. Si le peu d'attrait de certaines localités fait perdre quelques chances dans une union qu'on recherche, ou les regagner largement aux yeux des pères de famille par la certitude de la position , surtout dans un siècle qui a vu le naufrage de tant de grandes fortunes apparentes. Ce désa-

9

vantage d'ailleurs n'est pas absolu ; car dans le système que nous proposons, lorsqu'il y aurait à pourvoir à des vacances importantes, les médecins des petites localités seraient naturellement appelés à les remplir. Après tout, le médecin est par état voué à l'humanité et à l'abnégation. De même que le trappiste aurait mauvaise grâce à fuir les plus humbles travaux de sa maison, lui serait coupable de ne pas se résigner avec joie, même en aspirant à des destinées plus hautes, à n'importe quelles conditions qui lui sont offertes de prouver son dévouement et sa science. Puis, désormais, au train dont vont les choses, avec ces voies de communication rapides qui se croisent en tous sens, avec ce développement majestueux de la civilisation et de l'industrie, qui fécondent les pays les plus arriérés, quel recoin de la France n'offrira pas un séjour supportable? Enfin, en échange de ces sacrifices, les lois prévoyantes doivent contribuer encore à améliorer le sort du médecin.

IV. *Logement.*

Il importe, par exemple, de lui accorder, comme au curé et au maître d'école, un logement convenable. Si l'on y réfléchit, le prêtre et l'instituteur, indépendamment du talent et du désir de bien faire, ont besoin de trois choses pour se livrer avec fruit aux devoirs de leur ministère : d'un esprit dégagé de préoccupations matérielles, d'une juste estime de soi-même, du respect du monde. Or, l'habitation qu'on leur procure satisfait, jusqu'à un certain point, à ces trois choses. Non seulement ils n'ont point à songer à cette habitation, mais je ne sais quel prestige environne le presbytère et la maison d'école. Ceux qui y vivent sentent qu'ils doivent se distinguer des autres hommes, tandis qu'aux yeux de ceux-ci ces demeures représentent une autorité et réfléchissent l'influence du pouvoir qui les protège. La mission du médecin n'est ni moins élevée ni moins sainte. Nul ne devrait apporter dans ses fonctions moins de distractions, plus de sentiments de dignité et n'être entouré d'une considération plus grande, puisque, en définitive, c'est le bien des malades qui en résulte. Sans être somptueux, le logement du médecin serait construit d'une manière conforme aux idées que nous venons d'émettre ; simple, mais commode et digne et ayant, autant que possible, le caractère de monument public. Cette dernière circonstance est surtout d'un grand mérite dans les provinces, où une construction de bon goût jouit par son isolement de tout son éclat, et peut servir de modèle. Il faut remarquer aussi que l'attrait d'une maison donne à la pensée de la liberté et du ressort à l'âme, et que ce serait avoir beaucoup fait d'attacher le médecin à la sienne. Quant à l'emplacement, tout en tenant compte des convenances de la vie, les choix se porteraient de préférence sur les endroits les mieux situés des circonscriptions médicales.

Sans doute de pareilles améliorations ne s'opéreraient pas sans sacrifices ; mais l'importance de ces sacrifices, qui ne seraient, à vrai dire, que l'acquit d'une dette légitime pour les soins donnés aux pauvres, ne doit point être exagérée. On réalise aujourd'hui des projets bien plus vastes. Il y a environ un médecin pour 1,900 à 2,000 âmes; or, en supposant que la moyenne du coût de chaque habitation s'élevât à 15,000 fr., une si faible dépense , passagère de sa nature, distribuée en plusieurs années, à laquelle le gouvernement prendrait nécessairement part , n'excéderait point à coup sûr les forces d'une semblable population.

V. *Gratuité des soins.*

Il y a plus , si l'on doit même désirer une chose juste et favorable , c'est la gratuité des soins médicaux. Qu'on ne se récrie point d'avance contre une pareille idée. Les arguments qui semblent la combattre victorieusement ne sont peut-être pas invincibles. Mais parlons d'abord des bons effets de son application, relatifs autant au médecin qu'aux malades. Personne, en général, n'est aussi mal payé que le médecin. Quantité de gens , sous prétexte qu'il ne fournit que des ordonnances, ne se font aucun scrupule de l'ajourner indéfiniment ; d'autres viennent lui exposer leur détresse dont , hélas! il n'a que trop eu la confidence ; ou encore on le chicane sur le taux des mémoires les plus consciencieux. Souvent il est contraint de faire violence à ses sentiments, et d'en venir à de répugnantes poursuites. De là une source de tribulations qui le détournent de ses occupations, le dégoûtent de son état et finissent par le rendre dur et égoïste. Si , au contraire, par une rétribution honorable, il était débarrassé de ces pénibles tribulations , il porterait tous ses soins vers la gloire et la prospérité de son art , la seule voie ouverte à son ambition. D'un autre côté, les clients ne seraient plus à la merci des médecins dont quelques-uns, il faut bien le dire , les exploitent d'une manière scandaleuse. Le charlatanisme médical , le plus difficile à détruire , n'aurait plus de racines, ni d'aliment, chaque praticien ayant ses besoins satisfaits, se trouvant, pour conserver sa position , dans la nécessité de se bien conduire. Tous les individus qui , soit gêne , soit avarice, attendent, pour recourir au médecin, que la cure soit devenue difficile ou impossible, ne seraient plus arrêtés par la crainte de la dépense. Enfin, le pauvre , dont la charge retombe exclusivement sur les médecins le moins richement dotés en clientelle et qui , n'ayant pour prix à offrir que sa gratitude, ne reçoit ordinairement que des secours fort insuffisants, aurait des droits égaux à nos soins, et verrait moins fréquemment des infirmités ou des maladies incurables s'ajouter à sa misère.

D'ailleurs, en rétribuant les médecins, le gouvernement acquerrait un moyen d'être exigeant à leur égard, de se montrer sévère dans les réceptions, et de ne présenter à la confiance du public que des praticiens actifs et instruits.

Deux choses appellent surtout cette gratuité : ce sont la difficulté d'apprécier la valeur des soins médicaux et les obligations de la société envers ses membres. Pour des maladies semblables, pour de semblables opérations, indépendamment du rang et de la fortune des clients, que de variations dans les prix ! Ce que l'un estime 100 fr. est estimé 200, 300, 500, 1000 fr., par les autres. Ne serait-il pas urgent de mettre un terme à cette confusion, à cet arbitraire ? Quant aux obligations dont je viens de parler, elles sont une des clauses tacites et fondamentales du contrat social. A l'homme en santé, l'état doit le travail qui fait vivre ; au vieux et à l'infirme, une retraite et du pain ; au malade, tous les secours que sa situation exige ; c'est-à-dire, pour le cas qui nous occupe, que les frais des maladies, et en particulier du médecin, doivent être à la charge commune.

Maintenant, examinons ce qui pourrait empêcher qu'il en fût ainsi ! La question d'argent s'offre d'abord à l'esprit, mais ne joue pas, comme on semblerait devoir le croire, le principal rôle. Malgré les cris d'effroi que suscite l'énormité du budjet, soit de l'état, soit des communes, il est à présumer qu'un pouvoir, soutenu par une conviction ferme, obtiendrait aisément les fonds nécessaires à la constitution du traitement des médecins. Que de sommes ne consacre-t-on pas aux chemin de fer, aux routes, aux canaux, et à une foule d'autres dépenses dont l'utilité n'est pas même toujours très évidente! Ici l'on voit ce qu'on fait. La bourse ne s'ouvre d'un côté que pour se fermer de l'autre ; et à cet égard, les intérêts du riche se confondent avec ceux du pauvre ; car si l'impôt pèse sur lui davantage, il court aussi un plus grand risque d'être exploité dans ses maladies. On cite diverses villes d'Italie qui entretiennent leurs médecins au moyen de cotisations. Tous les jours on s'assure contre l'incendie, les naufrages, les chances du tirage au sort, etc., etc. Pourquoi donc le gouvernement rencontrerait-il contre un projet utile, une hostilité inconnue aux sociétés d'assurances qui prospèrent, et avec lesquelles ce projet aurait au fond la plus complète analogie.

Le principe une fois admis, le réglement de l'allocation s'opérerait sans peine. Pour cela, il suffirait d'approximer l'ensemble des recettes actuelles, et d'établir, d'après cet ensemble, une échelle graduée suivant l'importance des localités et dés places, ou tout simplement de déterminer un chiffre honorable et débattu entre les parties intéressées. Il est vrai que certains médecins répandus n'accepteraient pas volontiers pour eux, ni pour leurs enfants, les conditions de ce nouveau régime ; mais la masse, désireuse avant tout d'une existence fixe, indépendante et exempte de tracasseries, s'y soumettrait avec reconnaissance. Qui ne sait avec quelle ardeur, es places du gouvernement, quoique peu lucratives, sont recherchées ? Au surplus, l'autorité n'aurait point ici à considérer les convenances particulières.

Mais la gratuité a d'autres conséquences. Elle suppose, en effet, dans chaque desservice médical, une population déterminée, ce qui offrirait un double inconvénient. Le premier, c'est qu'à l'instar de certains fonctionnaires publics qui se font un jeu d'ajourner les affaires et de rebuter ceux qui s'adressent à eux, beaucoup de médecins, moins stimulés par l'intérêt personnel, pourraient ne pas déployer le même zèle, et par exemple négliger une visite de nuit, délaisser une femme en couches, etc. Heureusement la similitude n'est pas complète. La médecine passionne, surtout ceux qui l'exercent avec intelligence. Or, il suffirait de ne recevoir que des sujets capables pour n'avoir point à craindre le défaut de conscience chez le médecin. En outre, les faits sont là qui parlent. Quelle apathie résisterait à l'idée d'un malheureux qui souffre et d'une famille en alarme ? Puis le blâme public est sensible et direct. Déjà le poids des revers est assez lourd sans avoir à encourir le reproche de négligence. Enfin, et c'est une circonstance à noter, avec les circonscriptions médicales, le médecin satisferait mieux à des devoirs moins pénibles à remplir, puisqu'il n'aurait plus à faire des courses aussi multipliées et aussi lointaines.

Le second est plus grave; ce serait d'inféoder en quelque sorte les malades à un médecin, qui par diverses raisons pourrait n'avoir pas acquis leur confiance ou l'avoir perdue. Toutefois, sans dissimuler la portée de cet inconvénient, que de circonstances propres à l'affaiblir, on entrevoit dans la combinaison des faits ? D'abord le monde se gouverne par l'habitude. Ce qui est inscrit dans les lois passe bientôt dans les mœurs, et l'on peut hardiment affirmer, que le public ne tarderait pas à s'accoutumer à sa nouvelle dépendance. Jamais les militaires songent-ils à consulter d'autres médecins que ceux du régiment ? N'ont-ils pas, au contraire, pour chacun d'eux, une affection et une estime profondes ? Dans les maisons d'éducation, les enfants malades, à moins de considérations spéciales, n'adoptent-ils pas volontiers le médecin de la communauté ? Lorsqu'un médecin, jeune même, viendrait occuper une place, entouré de tout le prestige que donnent de fortes études, l'appui du pouvoir, une position indépendante et honorable, dans quels esprits rencontrerait-il donc de la défiance ou du mauvais vouloir ? D'ailleurs, au lieu de cette concurrence, qui mine les réputations, ne trouverait-il pas dans des confrères qui ne seraient plus ses rivaux, cette assistance bienveillante qui amortit l'effet des insuccès et donne tant de force dans l'opinion ? Dira-t-on que des animosités peuvent diviser le médecin et ses clients ? Mais le besoin de concessions réciproques rendrait ces cas très exceptionnels, et surtout les rapprochements faciles. L'exemple des curés est là pour l'attester, Au surplus, il y aurait un moyen simple de tout concilier, en permettant aux médecins de sortir de leur circonscription, moyennant de justes honoraires. Cette permission, qu'on l'imagine bien, ne donnerait pas lieu à de grands abus ; car en dehors des consultations, il suffirait de la crainte des frais ou du dérangement, pour fixer des fantaisies d'autant plus rares, au reste, qu'elles n'auraient lieu que pour les affections graves, et à l'égard des personnes les plus considérables d'une maison, et que par le soin des indispositions légères chez les enfants ou les domestiques, le médecin aurait occasion de prendre racine dans les familles récalcitrantes.

Cependant, si, malgré ce que nous venons de dire, une réforme aussi radicale effarouchait les intelligences, il ne faudrait pas pour cela renoncer à l'appliquer dans une certaine mesure, et particulièrement en faveur des classes inférieures moins capricieuses que les classes élevées, et qui se réjouiraient du bienfait des soins gratuits. La proportion de ceux qui en profiteraient, s'éleverait suivant le chiffre de l'indemnité votée au médecin. Cette combinaison restreinte serait un acheminement à une loi complète et définitive. Elle remplacerait aussi avantageusement celle des médecins cantonaux ; car, n'excluant les pauvres d'aucun pays, elle ne susciterait nécessairement aucune plainte fondée.

VI. — *Modifications dans la pharmacie.*

La pharmacie ne réclame pas de moindres changements que la médecine. Pour détruire les nombreux vices dont elle est l'objet, et auxquels on opposerait en vain la répression du charlatanisme et l'établissement d'un tarif impossible, il faudrait que le gouvernement s'en emparât, au lieu de l'abandonner à l'exploitation particulière , et que les médicaments si chèrement vendus, quoique d'une valeur en réalité minime, fussent gratuitement délivrés. Dans les villes, on retrancherait le superflu des officines se livrant à une concurrence, qui, par les fraudes et l'élévation des prix, tourne au détriment du public. Au contraire, on en élèverait sur tous les points des campagnes où leur éloignement est une source d'embarras et de dangers. Les pharmaciens, assistés suivant les lieux d'un plus ou moins grand nombre d'aides, toucheraient des appointements fixes, comme les fonctionnaires de l'État. Voyez que d'heureux résultats comportent ses modifications ? D'abord une grande économie proviendrait de la suppression d'une foule de rouages inutiles, et de tout l'attirail du luxe et des dépenses des pharmacies privées ; ensuite on trancherait d'un coup le plus vivace et le plus désastreux des charlatanismes. Car à la place de tant d'hommes dangereux par leur ignorance, leur besoins ou une avidité que rien ne comprime, le pouvoir ne nommerait que des praticiens moraux et instruits, que la nécessité de conserver une existence assurée retiendrait, au reste, dans le devoir, comme on l'observe pour les pharmaciens des hôpitaux. Enfin, les médecins prescriraient sanscrainte des formules que les malades n'hésiteraient pas à suivre; ou du moins, que dans la vue d'une mince épargne, ils ne feraient pas exécuter par l'herboriste ou l'épicier du coin ; et l'on ne verrait point, comme chaque jour en offre encore l'exemple, de modestes ménages écrasés à ne pas s'en relever, par ces mémoires dont l'exagération est passée en proverbe. Ce système permettrait aussi de réaliser une amélioration importante en ce qui concerne la confection des médicaments. Dans les pharmacies secondaires, la plupart des composés officinaux sont mal préparés, faute de moyens, ou se tirent de magasins de droguistes qui présentent d'équivoques garanties. Désormais ces établissements pourraient être alimentés par des pharmacies centrales, ayant à leur tête les chefs les plus savants et les plus expérimentés.

Ici les motifs de répugnance qui font préférer un médecin à un autre n'existant pas, la question d'argent est le seul obstacle à lever pour le succès d'un plan dont personne ne contestera la justice et les avantages. Or, cette question a déjà été résolue à l'occasion des médecins. Il n'y a qu'un esprit mal fait qui puisse inventer des difficultés là où l'in-

térèt évident de tous ne permet d'en apercevoir aucun. Quant à l'impôt nouveau, bien que l'habileté
du pouvoir nous rassure à cet égard, il nous semble
qu'on l'asseoirait équitablement sur les cotes personnelle et mobilière.

Pour faciliter l'accomplissement de nos vues, si,
contre toute attente, elles étaient accueillies, l'état,
je suppose, unissant ses forces à celles des communes, on ne doterait que successivement chaque province d'officines publiques. Ces fondations, une fois
achevées, auraient coûté quelques sacrifices du
moment ; mais elles constitueraient pour le pays
une richesse précieuse et durable. Puis dans les
commencements, on pourrait former deux catégories de malades. L'une de ceux qui ne paieraient pas
les médicaments, et qu'on rendrait d'année en
année plus nombreuse, et l'autre, des gens aisés, à
qui on les fournirait à des prix fixes et modérés,
dont le produit, versé dans la caisse des percep-
teurs, couvrirait une bonne partie des dépenses.

Toutefois, laissant de côté ce qu'on nommera
sans doute des utopies, essayons de jeter quelque
jour sur des faits ensevelis jusqu'à présent dans une
assez profonde obscurité. Ces faits sont relatifs aux
remèdes secrets et aux fréquents délits qui se commettent dans la vente de la pharmacie. Il est d'a-
bord, pour bien juger de ces faits, un principe dont
il importe de se pénétrer, c'est que la sûreté
publique veut que le pharmacien ne délivre les médicaments, à moins d'un cas d'extrême urgence,

que sur la prescription formelle et écrite du médecin, lequel, en effet, est seul apte à connaître l'emploi opportun de ces médicaments. Tout pharmacien, contrevenant à cette règle, est repréhensible et condamnable. Or, que d'abus cesseraient d'exister, si l'on tenait à son exécution sévère! On aurait alors recours au médecin pour ces affections, légères en apparence, au début desquelles on consulte ordinairement l'apothicaire, et qui, sérieuses au fond, s'aggravent par des soins insignifiants ou intempestifs; on ne verrait plus certaines officines transformées en bureaux de consultations où l'on exploite les malades; le charlatanisme, enfin, perdrait la plupart des canaux par où ses produits, pâtes, sirops, pommades, etc., trouvent un débouché si facile.

D'ailleurs, pour obtenir ces résultats, il suffirait aux magistrats, d'une volonté sincère et d'une active surveillance. Quand le délit est ostensible, les coupables sont aisés à rencontrer et à punir. La majorité des pharmaciens, qui réprouve un scandale auquel elle est peu intéressée, seconderait même l'action publique par sa prompte soumission à des réglements qu'elle n'enfreint que par habitude.

Mais on se méprend singulièrement dans les poursuites que l'on dirige contre le charlatanisme. On cherche à anéantir les remèdes secrets et le droit d'annonces, tandis que c'est le débit illégal, sans ordonnance, qu'il faudrait surtout attaquer. Il s'ensuit qu'au lieu d'avoir à se prononcer sur des délits parfaitement caractérisés, les juges demeurent incertains en présence de faits mal définis, susceptibles de recevoir diverses interprétations, et que, grâce à cette confusion de deux contraventions qu'on devrait distinguer, les délinquants échappent à une répression méritée.

En principe, les remèdes secrets ne se conçoivent pas. C'est une chose honteuse que l'humanité souffrante serve de but à la spéculation ; et il entre dans le devoir de quiconque posséderait une recette utile, de la mettre en lumière. Telle est, d'ailleurs, la diversité des caractères, que revêt chaque maladie, qu'il serait imprudent d'employer un prétendu spécifique dont on ignore la composition, et que, par conséquent, les annonces et affiches de remèdes inconnus sont aussi dangereuses que contraires à la loi. Aujourd'hui surtout, les prétentions des charlatans sont d'autant moins soutenables, que, toutes les propriétés des corps ayant été analysées et expérimentées, il n'est plus permis de croire à ces merveilleux arcanes, qui pouvaient être doués de quelque valeur autrefois. Les découvertes en ce genre ne peuvent être que des faits exceptionnels, dus aux recherches des véritables savants. Or, dans ce cas, ceux-ci les livrent généralement à la science, qui, à son tour, sait en reconnaître le prix. La justice peut donc, sans hésiter, frapper le charlatanisme sous telle forme qu'il se montre, assurée de toujours frapper juste. Cepen-

dant, puisque la question de légalité reste irré-
solue, et la commission des remèdes secrets, insti-
tuée au sein de l'académie, l'atteste, on ne saurait
trop le répéter, c'est à réprimer sévèrement la
vente libre de ces remèdes, qu'il convient de mettre
ses soins. On s'empresserait beaucoup moins d'imaginer de nouvelles préparations et de se ruiner en
annonces improductives, si, pour écouler ces préparations, il fallait passer sous les fourches-caudines
des ordonnances des médecins, peu disposés en général à favoriser les industriels.

De telles précautions, sans doute, ne détruiraient
pas entièrement le charlatanisme; mais, ne fût-ce
même que par leur effet moral, elles restreindraient
certainement le cercle de sa funeste influence. Quant
à ces donneurs de consultations gratuites, qui s'en-
tendent avec certains apothicaires pour dépouiller
les crédules, ou à ces prôneurs d'absurdes traite-
ments qu'ils conseillent à tort et à travers, le seul
parti que l'autorité, édifiée sur leur compte, aurait
à prendre à leur égard, ce serait, par une salutaire
mesure de police, de leur faire fermer boutique,
sans autre forme de procès.

Enfin, qui ne voit encore dans la prescription
légale que nous proposons de faire revivre, l'a-
néantissement de ces médicastres de bas étage qui
infectent les villes et les campagnes? Ne cesserait-
on pas en effet d'aller à eux sitôt que les apothicaires ne rempliraient plus les ordonnances qu'ils for-
mulent? Pour prévenir d'ailleurs toute espèce de

fraude, toute usurpation de titre, il serait bon, et on sent assez l'importance de cette mesure, que chaque pharmacien eût en sa possession, pour les confronter au besoin, le fac-simile des signatures de tous les médecins de son arrondissement.

§ 2. Des réformes à introduire dans les établissements publics.

Ces réformes concernent les hôpitaux actuellement existants, les dispensaires et la création de maisons de secours fixes et à domicile dans les campagnes.

1. *Réformes dans les hôpitaux.*

Nous l'avons vu, les hôpitaux suffisent à peine. Chaque jour l'entrée en est refusée à quantité de malades qui devraient y être admis ; la plupart des convalescents obtiennent prématurément leur sortie, ou l'on s'efforce d'en dégoûter les malades atteints d'affections chroniques incurables. Quelques sacrifices dont ces établissements soient incessamment l'objet, il conviendrait donc encore de les multiplier ou de les agrandir. Nous n'hésiterions pas, en effet, à être de cet avis si, par l'effet des combinaisons qui vont être exposées, nous n'avions l'espoir fondé d'obvier à une insuffisance, dont les cœurs généreux sont péniblement affectés.

Les inconvénients des salles communes appellent l'isolement des malades dans des chambrettes spéciales. Malheureusement, pour opérer cette transformation, de grands bouleversements seraient nécessaires. Toutefois, comme ces inconvénients ne sont en réalité préjudiciables qu'à certains individus, et non pas au plus grand nombre, qui les supporte avec facilité, ou n'en souffre qu'accidentellement à cause des autres, il y aurait moyen sans doute de satisfaire aux premières exigences, en organisant dans chaque hôpital autant de cellules qu'il en faudrait pour recevoir tous les malades qui, par la gravité de leur état, ont besoin de calme et de repos, ou qui, soit par le spectacle de leurs souffrances, par les mouvements désordonnés auxquels ils se livrent, par les cris qu'ils profèrent, par la mauvaise odeur ou la contagion qu'ils répandent dans les salles, sont susceptibles de nuire à ceux qui les entourent.

Une chose qui nous paraît surtout importante, ce serait de fonder aux environs des principales villes de belles et vastes métairies pour le service des hospices et des hôpitaux. Aujourd'hui l'on subit à l'égard de la nourriture le joug des adjudicataires chargés des approvisionnements, et c'est ce qui explique les mauvaises qualités de cette nourriture, sujet de tant de plaintes. Or, ces métairies nous affranchiraient d'un coupable agiotage, contre lequel l'administration lutte inutilement. De là on tirerait tout ce qui convient à un régime de malade :

excellents légumes, œufs parfaitement frais, lait pur, viandes tendres et délicates, volailles, etc. Ce n'est pas tout, on pourrait diriger là une foule de gens à qui le séjour des hôpitaux est souvent fatal : les convalescents, si exposés aux rechutes, certaines constitutions plutôt détériorées que malades, qui, au milieu de l'air vivifiant des bois et des champs, recouvreraient vite leur vigueur passée. Et non-seulement les pauvres jouiraient désormais du bienfait de la campagne, dont les riches seuls peuvent maintenant se procurer les avantages, mais il s'opérerait encore, par cette migration de malades et la diminution du nombre des rechutes, un vide dans les hôpitaux, qui permettrait d'y admettre ou d'y garder beaucoup de malheureux qu'on en a rejetés jusqu'à présent. Là enfin il y aurait lieu d'ouvrir sans grands frais des asiles pour les vieillards et les infirmes. Combien languissent dans les privations et la misère, à charge à leurs familles, frappent en vain à la porte des hospices spéciaux ? Tôt ou tard, il faudra bien que le gouvernement s'en occupe, car la charité s'afflige de l'abandon où on les laisse. On choisirait de préférence les plus valides, conservant les autres dans les établissements où l'on n'en tire aucun parti. Pour eux, ils seraient appliqués suivant leur aptitude ou leurs forces à des travaux divers, où, sans fatigue, ils trouveraient d'utiles distractions, les uns au dehors, dans les champs, les bois, les vignes, les jardins, les autres au dedans, dans la laiterie, la cuisine, la lingerie, ou enfin aux mille soins du ménage. Qu'on n'imagine pas que le bonheur de la vieillesse consiste dans l'inaction ! Le mouvement ne lui est pas moins favorable qu'à la jeunesse. Seulement il veut être approprié aux changements que l'âge a fait subir aux organes. Qui de nous n'a connu des personnes placées dans de bonnes conditions hygiéniques, parvenant joyeuses et robustes au terme le plus reculé de la vie sans avoir cessé d'accomplir de laborieuses fonctions ?

Tout bien qu'on achète et qu'on exploite doit rapporter l'intérêt complexe de l'argent et de l'exploitation. C'est donc moins une nouvelle charge à prendre que nous proposons, qu'un moyen facile de détruire le vice profond d'un des services les plus importants des hôpitaux, et d'élargir encore, pour la classe indigente, le cercle de la bienfaisance publique. Nul doute, en effet, que le double revenu des métairies ne subvînt amplement au surcroît de dépenses occasionné par la partie valétudinaire de leurs habitants. Pour Paris, en particulier, en supposant nécessaire l'érection d'une trentaine d'établissements de ce genre, le coût des acquisitions et des constructions à faire ne s'éleverait guère au delà de six à sept millions, c'est-à-dire moins que la moitié du total annuel du budget des hôpitaux de cette ville. Quant au problème de leur emplacement et des embarras des communications, la promptitude et la fréquence des transports que nous promettent à l'avenir les chemins de fer, ôtent toute difficulté à sa solution.

II. *Amélioration dans les dispensaires.*

Les dispensaires nous ont semblé ne pas répondre à tous les besoins réels, et nous avons à cet égard partagé les vœux de M. Thierry, sur la nécessité d'augmenter les ressources de ces établissements. Ainsi que ce savant confrère, nous souhaiterions qu'on y organisât non seulement une consultation, mais un service chirurgical; qu'on y délivrât, comme cela a lieu pour les substances pharmaceutiques, toutes les pièces d'appareils et objets nécessaires aux pansements; enfin qu'on y obtînt un choix plus varié d'aliments propres aux infortunés qui languissent ou relèvent de maladies, brisant les forces digestives. Mais nous voudrions aussi qu'on multipliât le nombre des médecins des bureaux de charité, ou plutôt que chaque praticien fît partie de ces médecins, afin qu'aucune souffrance nécessiteuse ne se trouvât exceptée dans la répartition des secours actuellement si inégale; et qu'on n'eût plus à remarquer diverses anomalies que nous avons signalées. Cette innovation sans doute laisserait à craindre des abus dans l'exercice de la faculté de prescrire. Néanmoins, pour qui connaît le cœur humain, tout porte à croire que ces abus devraient être très-rares. Si quelque chose est vil et répugne, c'est de trahir une mission de confiance, et il n'est pas permis de soupçonner un médecin capable d'une trahison aussi lâche que celle qui consisterait à faire remplir par les dispensaires des ordonnances illégitimes, c'est-à-dire à commettre impunément des vols au préjudice de la charité publique? D'ailleurs, à l'aide d'agents nommés *ad hoc*, dans chaque quartier, il serait toujours facile de s'assurer et de l'état d'indigence ou de maladie des personnes auxquelles on donne des secours, et de la qualité de ceux sur la prescription de qui ces secours sont accordés.

Au reste, si médecins et pharmaciens étaient logés, et en totalité ou en partie désintéressés, tous ces petits obstacles n'existeraient plus. Les officines deviendraient des dispensaires naturels. Dans le cas de gratuité complète, le droit de tous à ce qui est nécessaire dans les maladies, serait absolu; dans celui de demi-gratuité on aurait une double et sûre garantie contre la fraude, et dans l'abaissement des prix pour les payants, et dans la moralité des médecins rehaussée par la dignité qui ressort de toute fonction publique.

Les choses même ne s'arrangeraient-elles pas à merveille en réunissant dans les maisons des dispensaires, les habitations communales des pharmaciens et des médecins? Il y a à Paris, environ 300 pharmaciens et 1,800 médecins. La somme des loyers qu'ils paient, en prenant pour moyenne le prix de 2,000 fr. peut être évaluée à 4 millions, réprésentant un capital de 80 millions. Or, il n'y aurait aucun inconvénient à réduire le nombre des premiers à 200, et 1,200 celui des seconds. Dans cette hypothèse, 6 médecins seraient attachés à un dispensaire. Tout se bornerait donc à construire 200 maisons contenant, en outre, 4 bâtiments pour l'officine, le laboratoire, et les salles de consultations, des appartements pour sept ménages. En supposant, pour la moyenne de chaque construction, un coût de 250 mille francs, chiffre peut-être trop élevé, cela constituerait pour l'ensemble un total de 50 millions, d'un revenu de 2 millions 500 mille francs, c'est-à-dire qu'indépendamment du fonds, dont, une fois le sacrifice consommé, on ne parlerait plus, il y aurait sur cette seule dépense morte, une économie annuelle évidente de 1,500 mille francs, entièrement applicable aux contribuables. Bientôt, nous aurons à signaler divers avantages indirects, qui naîtraient de cette disposition, mais il en est deux que dès à présent nous ne pouvons passer sous silence, c'est que d'une part, personne n'ignorerait la demeure des médecins, quand il s'agirait de recourir à eux ; et de l'autre, que dans les cas urgents on serait à peu près sûr de ne pas se perdre en inutiles recherches pour en rencontrer. Cette facilité serait surtout très-précieuse dans la nuit, où il n'est pas moins embarrassant quelquefois de reconnaître les maisons particulières que de réveiller les gens.

III. *Hospices dans les campagnes.*

A côté des idées d'améliorations, qui viennent d'être exposées relativement aux hôpitaux et aux dispensaires, se place naturellement le projet d'institutions analogues à fonder dans les campagnes. Nous devons l'avouer, nous ne sommes pas les premiers qui ayons conçu la pensée de ces fondations. D'autres avant nous, et notamment M. Castel, dans une remarquable improvisation à l'académie, et un de nos confrères de Châteaubriant, dans un judicieux article de la *Presse Médicale*, ont développé d'excellentes vues sur ce sujet. Toutefois ces vues, comme tout ce qui provient d'impressions momentanées plutôt que d'une profonde investigation sont loin de former un système complet et imposant tel qu'il nous paraîtrait devoir être, pour déterminer les volontés à sa réalisation.

Les établissements dont nous souhaiterions qu'on dotât les campagnes devraient réunir le triple caractère d'hôpitaux, d'hospices et de dispensaires. Il serait, en effet, presqu'impossible dans des lieux, dont la population est restreinte et disséminée, de consacrer des maisons spéciales pour les différentes nécessités. D'ailleurs, cette multiplé destination, loin d'être désavantageuse, profiterait réellement, puisqu'il y aurait moyen d'employer notamment au service des malades, le zèle de ceux à qui l'âge ou les infirmités n'auraient point ravi tout pouvoir de se rendre utiles.

Chacun de ces établissements serait affecté à plusieurs communes, composant, suivant leur force ou leur distance, une réunion de deux à quatre mille habitants. Nous posons cette limite extrême, quoiqu'on dût désirer une plus grande agglomération ; car, si on la dépassait, il est des villages qui par leur éloignement ne seraient point assez à portée pour le transport des malades et la commodité des personnes qui les viendraient visiter.

Dans certains pays, il existe de ces sortes d'asiles, dont l'expérience a confirmé les heureux effets. Mais sans cette expérience, la seule réflexion fait aisément prévoir tout le bien que produiraient ceux dont il est ici question. De quel fardeau ne se trouveraient pas délivrés les paysans pauvres? Pour les parents, plus d'entraves à ce travail tout extérieur indispensable à l'existence de la famille ; de ces courses multipliées chez le médecin et l'apothicaire qui absorbent un temps précieux, de dépenses ruineuses en médicaments, de privations onéreuses, de nuits à passer qui compromettent le repos et la santé. Quel contraste aussi pour les malades ! A l'abandon succèdent les soins; à une couche dure et gênante, un lit moelleux et commode ; à une toile grossière, des linges doux et fins ; au bruit, le calme et la paix ; à des rebuts, les égards et les prévenances. Le médecin, qui ne les voyait qu'à des intervalles longs et irréguliers, les visite d'une manière suivie. Et si l'on ajoute à tout cela des médicaments préparés avec plus d'intelligence, les imprudences, les funestes conseils, les périls du charlatanisme qu'on évite ; enfin, pendant une convalescence suffisamment prolongée, la continuité des bons soins et l'usage d'une alimentation appropriée, que de chances réunies pour obtenir des guérisons rapides et exemptes de reliquats et de récidives ! Les mêmes considérations s'appliquent aux gens vieux et infirmes qui, bien logés, sainement nourris, proprement vêtus et jamais contrariés, jouissent en tout temps d'un confortable honnête.

Jusqu'ici l'humanité est satisfaite, et c'est beaucoup ; mais du point de vue social, quel horizon nouveau se découvre ! Sans doute il faudra s'imposer de grands sacrifices ; oui, mais la mendicité est détruite, et avec elle disparaissent ces tableaux hideux ou déchirants qui jettent l'amertume jusque dans les jouissances du riche. D'un autre côté, la bienfaisance publique, en se substituant à l'aumône, ce légitime correctif des erreurs de la fortune, ne fait vraiment que remplacer un impôt insuffisant et inégalement supporté, par un impôt efficace et plus justement réparti. L'égoïste est contraint de partager avec l'homme compatissant le fardeau des bonnes œuvres ; le laboureur surtout est soulagé d'un poids bien lourd ; car c'est lui qui semble destiné à donner un pain qu'il fait croître, comme si ce pain ne représentait pas le prix de son labeur et l'argent dont il paie ses maîtres ; c'est à lui qu'on s'adresse, c'est lui qu'on menace, qu'on pille dans les moments difficiles ; c'est lui, enfin, qui, réchauffant à son foyer et abritant sous ses toits des êtres souvent malfaisants, est exposé à se voir punir de ses bienfaits par le vol ou l'incendie. Admirez aussi comme le bien se multiplie par lui-même ! Si le paupérisme s'affaiblit avec les causes qui le font naître, les maux qu'il engendre venant à diminuer à leur tour, les obligations que ces maux nécessitent subiront la même loi de décroissement dont l'influence se fera ressentir jusque dans les hôpitaux des grandes villes.

Maintenant, il est une coïncidence à noter, c'est que le nombre des ressortissants à une maison de secours correspondrait à peu près à celui de la population desservie par un médecin de campagne. Conséquemment, chaque médecin serait attaché à l'une de ces maisons. Or, on pourrait d'autant mieux y établir son logement, que les convenances fixent le siége de l'un et de l'autre au lieu d'élection dans les circonscriptions médicales. Il y aurait à cela économie ; car le médecin pouvant jouir de toutes les dépendances de l'établissement, cour, jardin, caves, remises, etc., il suffirait de lui ménager un appartement honorable, au lieu de lui construire une maison entière, et lui-même trouverait dans les gens de la domesticité des serviteurs dévoués. Mais l'avantage le plus direct de cette réunion, quant au médecin qui vivrait là dans sa véritable sphère, serait de n'avoir point à se déplacer pour ses visites quotidiennes.

Des considérations plus graves encore déterminent à former les mêmes vœux pour le pharmacien. Soit pour les besoins du dedans ou pour les distributions du dehors, une pharmacie serait nécessaire dans l'institution. Or, à moins de vouloir s'exposer à ces erreurs qui se commettent assez fréquemment dans les hôpitaux des petites villes, à qui reviendrait plus naturellement la direction de cette pharmacie qu'à celui qui possède la science et la pratique? L'apothicaire de l'hôpital remplacerait ainsi les apothicaires des campagnes; son officine serait également située dans l'endroit le plus convenable, et la diminution de ses frais permettrait, même, pour les personnes payantes, un nouvel amendement dans le tarif des drogues. Bien plus, le rapprochement plus intime du médecin et du pharmacien établirait entre eux des communications, qui tourneraient inévitablement au profit des malades. Ce dernier surtout, puisant dans la fréquentation continuelle des salles des notions élémentaires de médecine, deviendrait au besoin le suppléant de l'autre et son plus précieux auxiliaire.

Là, du reste, pourraient être rassemblés une foule d'objets qui manquent, ou qu'on ne se procure qu'à grand'peine dans les campagnes : des baignoires, si rares, et qu'on prête avec une extrême répugnance ; des ustensiles à bains de vapeur, des machines ou des piles électriques, dont l'usage peut-être n'est pas assez répandu; des appareils à fracture ou à pansement auxquels on supplée si imparfaitement; des glacières, qui fournissent le moyen le plus puissant contre les terribles maladies du cerveau; enfin, les instruments propres à diverses opérations chirurgicales.

Des opérations! C'est, en effet, donner au médecin de campagne la faculté d'en faire d'assez importantes, que de lui fournir un hôpital, où il se livre parfois à des autopsies ou à des dissections qui l'éclairent et l'affermissent dans son art. Ce résultat mérite d'être constaté; car on ne verrait plus autant d'infortunés périr victimes de maux que la main du chirurgien eût pu détruire, ou succomber dans des hôpitaux lointains, parce que dans ces lieux étrangers ils ne respirent plus l'air salutaire du pays, ou que leurs regards ne s'arrêtent point sur le visage d'un ami, dont ils reçoivent les consolations.

Cent fois on a vanté les mœurs et les vertus rustiques, et l'on reprochera peut-être au projet qui vient d'être développé, de tendre à en altérer le principe, en supprimant ce pieux échange de services, qui cimente l'union des familles. Malheureusement la poésie, qui nous a transmis ces peintures, ne donne pas toujours une juste idée de la réalité. Rien en ce monde ne résiste à l'intérêt et à l'égoïsme; mais nulle part ces dissolvants de toute affection humaine ne se montrent sous des formes plus brutales que chez les pauvres des campagnes.

Or, qui ne sent qu'en évitant de mettre en jeu ces passions, loin d'affaiblir les rapports qui doivent joindre les parents aux enfants, et ceux-ci entre eux, on les fortifie au contraire? L'amitié même, dans les visites faites aux siens, acquerrait un nouveau degré de puissance, en raison de la compassion que la souffrance inspire, et du sentiment d'un devoir volontairement acccompli.

Dans nos maisons de secours, d'ailleurs, l'ennui et le dégoût ne gagneraient point comme dans les hôpitaux. Car, tous, malades, convalescents, vieillards et infirmes, n'auraient autour d'eux que des personnes pleines de sollicitude : leurs parents, leurs amis, leurs connaissances.

Reste l'exécution. Mais dans un siècle où s'opèrent tant de gigantesques travaux, quel gouvernement oserait se croire au-dessous d'une semblable entreprise? Si les ressources de l'État sont insuffisantes, qu'on invoque le concours des communes intéressées ; qu'on fasse même appel à la générosité des riches. Il y en a tant qui, de leur seul superflu, pourraient fonder une de ces maisons, coûtât-elle 60 à 80 mille francs! L'enthousiasme est contagieux, et la foi assoupie et non morte dans les cœurs, se réveillant à l'idée de ces fondations profondément empreintes d'un cachet religieux, produirait, sans aucun doute, une masse imposante de souscriptions volontaires. Les dons, les legs, et l'abandon par quelques entrants d'un certain pécule, formeraient ensuite un fonds sans cesse grossissant, dont le revenu venant s'appliquer aux frais d'entretien, finirait par rendre à peu près insignifiantes les dépenses publiques nécessitées pour cet objet. Ajoutons même à l'égard de ces dépenses un autre allégement, si léger qu'on le suppose : c'est celui du travail auquel on astreindrait les plus valides. Déjà nous avons fait semblable remarque à propos des fermes annexées aux hôpitaux. A notre avis, en effet, rien ne s'oppose à ce que ceux qui trouvent chaque jour la force de franchir de grandes distances pour aller mendier, ne soient plus honorablement occupés à différents ouvrages, soit par exemple dans la maison, dans les jardins et les terres qui en dépendent, ou même à la réparation des chemins, pour la plupart encore si dégradés.

§ 3. Des réformes à introduire dans l'enseignement médical.

Les questions qui seront agitées ici regardent l'enseignement considéré sous son double aspect, *scolastique* et *scientifique*. Relativement au premier, nous aurons à parler de la scolarité gratuite; d'un examen de concours pour les aspirants ; du fractionnement des élèves dans les hôpitaux, transformés en moyen d'étude; de modifications dans le nombre et les fonctions des agrégés ; d'un système plus large de prix ; enfin, de l'institution d'un cours d'éducation morale. A l'égard du second, il sera traité de la fondation d'une Encyclopédie médicale et d'un recueil universel de médecine, d'un comité scientifique chargé de l'exécution de cette double entreprise, de l'organisation de comités médicaux dans les provinces, de la promotion aux places, et de récompenses, décernées, sous le point de vue de l'émulation.

I. *Gratuité des études.*

Dans diverses universités allemandes, jouissant de revenus considérables, les études médicales sont gratuites. C'est une mesquinerie, qu'il n'en soit pas de même en France. Un demi-million ajouté au budget de l'instruction publique pour remplacer le produit des inscriptions et des examens, allége-rait notablement le fardeau des familles qu'épuisent souvent de longs et pénibles sacrifices. Bien plus, l'éducation complète, c'est-à-dire comprenant le logement et la nourriture, devrait être à la charge de l'État pour plusieurs raisons. S'il en était ainsi, en effet, la médecine cesserait, avec justice, d'être le monopole des classes privilégiées de la fortune; cette profession perdrait le caractère mercantile, que l'argent lui donne, pour revêtir la dignité d'un sacerdoce; la société enfin, aurait droit d'exercer sur les actes des médecins formés par elle, un con-trôle beaucoup plus absolu. Toutefois, quelle que soit la valeur de ces raisons, hâtons-nous de le dire, les innovations dont il s'agit, utiles et convenables sans doute, ne comportent point de ces résultats qui les rendent indispensables. Ce ne sont point les

malades qui supportent les inconvénients du monopole et du coût énorme de l'instruction, mais
les particuliers, à qui l'habitude en dérobe la vue.
Les malades ne souffriraient de ces inconvénients,
que s'il en résultait une pénurie de médecins, ce
qui n'a pas lieu assurément. Quant à la moralité
des gens de l'art, il est d'autres conditions encore
auxquelles on peut en demander de bonnes garanties.

II. *Concours spécial pour les aspirans en médecine.*

Une mesure surtout, pleine de portée, consisterait à ne recevoir élèves en médecine que ceux ayant
subi avec bonheur les épreuves d'un concours spécial. C'est à ce mode de recrutement, qui lui assure
le choix parmi les hommes d'ardeur et d'intelligence, que l'École Polytechnique doit en partie les illustrations qui l'honorent et l'éclat de son enseignement. Les 100 ou 150 sujets qui entrent chaque année dans cette école sont les premiers entre 5 à 600
rivaux d'autant plus redoutables que la perspective
d'une lutte vigoureuse à soutenir les avait poussés
de longue main à de sérieux efforts. En médecine,
il est vrai, les circonstances sont un peu différentes.
Malgré la limitation des médecins que notre système suppose, vraisemblablement en raison des ad-
missions annuelles très-nombreuses encore, jamais,
dans la proportion des élus, on ne réunirait au
concours médical autant de compétiteurs qu'à celui de l'École Polytechnique, ce qui constituerait

pour ce concours une infériorité relative. Néanmoins cette infériorité ne l'empêcherait pas de produire d'excellents effets. D'abord, il n'est pas douteux qu'on aurait assez d'aspirants capables pour disputer des places menant à des positions fixes, sûres et honorables, et qu'ainsi ne fussent bannies de nos écoles, et par conséquent de notre profession, la médiocrité, la paresse et l'immoralité, incompatible avec une vocation, qui porte les pensées vers la science. Dès le collége, contrairement à ce qui a lieu aujourd'hui, on ne destinerait à la médecine que des élèves forts et particulièrement cultivés ; et pendant les études médicales on aurait moins à redouter pour eux le danger de la liberté qui leur est laissée. Les épreuves des deux baccalauréats, dont nous reconnaissons l'importance, et qui ne seraient pas supprimées, ne sauraient être comparées pour les résultats. Dans un examen, la sévérité du juge le plus rigoureux est toujours tempérée par une grande indulgence, sur laquelle compte d'avance le candidat. On est reçu, pourvu qu'on manifeste un à peu près de connaissances. Dans le concours, au contraire, cet à peu près est loin de suffire ; il y a une victoire à gagner ; il faut l'emporter sur ses émules !

III. *Casernement des élèves dans les hopitaux.*

L'hôpital est le vrai domaine de l'élève en médecine. Aussi, l'internat, dont l'idée seule résume les meilleures ressources pour l'instruction, est-il considéré avec raison comme le plus grand bonheur scientifique qu'il puisse avoir. Comment donc, lorsque de toutes parts on se préoccupe de l'insuffisance pratique de nos candidats, n'a-t-on pas songé à un moyen simple autant que direct de résoudre le problème? Qu'on se garde de sourire! Demander que tout étudiant soit interne, du moins en ce sens qu'il jouisse de toutes les facilités d'étude que l'internat procure, ce n'est point vouloir l'impossible. Il suffirait, en effet, chose non moins praticable que pour les écoles spéciales du gouvernement, de caserner les élèves dans les hôpitaux. A Paris, par exemple, on les répartirait aisément dans chacun de ces établissements, qui sont nombreux et importants, et où ils seraient soumis, comme dans toutes les maisons d'éducation analogues, à une salutaire discipline.

Ce système produirait un bien immense, qui se composerait d'une foule d'inconvénients évités et de mille bénéfices acquis. Là, dès le début, commencerait la vie clinique, qui ne subirait jamais d'interruption. Les élèves étant distribués par groupes dans les différents services, il serait possible de s'assurer de leur exactitude à suivre les visites. De plus, chacun d'eux, soit constamment ou à tour de rôle, si leur nombre était trop considérable, aurait à soigner plusieurs malades, qu'il examinerait spécialement pour en rendre compte.

En médecine, on tend généralement à la division

des cours ; peut-être vaudrait-il mieux multiplier les maîtres. Cette multiplication, réalisée dans les hôpitaux, où les chefs des salles seraient naturellement professeurs, imprimerait, à coup sûr, une vive impulsion à l'instruction clinique. Ceux-ci, en contact permanent avec les élèves, s'attacheraient à eux et veilleraient sans cesse sur leurs progrès. A la forme purement orale des leçons, la seule aujourd'hui possible, parce qu'il y a peu de maîtres pour beaucoup d'élèves, et une absence complète de règles pour la fréquentation des cours, on substituerait aussi une forme mixte moins défectueuse, des exercices continuels, dans lesquels l'esprit, au lieu de recevoir passivement des idées souvent fugitives, travaillerait d'une manière active à acquérir des connaissances, dont la mémoire conserverait sans autant de peine le profond souvenir. Avec quelle promptitude et quelle sûreté ne saisirait-on pas les traits caractéristiques et les modifications des maladies dont journellement, sous une direction intelligente, on serait forcé de faire l'analyse méthodique et raisonnée?

Les élèves, au sortir de leur lit, rendus sans fatigue à leur travail, les plus jeunes guidés par les plus anciens, ceux-ci trouvant dans ce quasi rôle de professeur une nouvelle occasion d'accroître leurs forces, l'aptitude de tous aux pratiques de la petite chirurgie et aux autres opérations, les pansements rapidement exécutés, à cause du plus grand nombre de ceux qui en seraient chargés; la faculté de revoir au besoin dans la journée, le soir ou la nuit, les malades intéressants, de suivre les cas rares ou importants des autres divisions; ce qui agrandirait singulièrement le champ de l'observation; l'avantage de profiter de toutes les autopsies et d'en faire soi-même; la participation aux recherches que pourraient entreprendre les professeurs, enfin les médecins des hôpitaux grandissant eux-mêmes en science et en activité, et partant les malades mieux traités, voilà encore une série de conséquences heureuses qu'il ne convient pas moins d'envisager!

Aujourd'hui, dans les cliniques, à moins d'avoir une doctrine à défendre, on s'élève rarement audelà des descriptions des maladies ; désormais l'étude symptomatique, devenant en quelque sorte un jeu, une large place pourrait être accordée à l'appréciation philosophique des théories diverses qui, dans le cours de pathologie générale, ne sauraient être suffisamment discutées dans le sens de l'application pratique.

Mais ce n'est pas seulement à l'éducation clinique que la distribution des élèves dans les hôpitaux serait favorable. Cette combinaison s'approprierait très-bien également à l'étude de plusieurs autres parties de la science. Ainsi, en guise de fleurs, on cultiverait dans divers coins de terre les plus utiles des plantes botaniques, qui sans cesse fixées sous les yeux, dispenseraient d'aller au loin à des heures marquées et souvent gênantes chercher des notions d'histoire naturelle. L'officine de l'hôpital fournirait à voir, à palper, à sentir , à goûter les nombreux objets de la matière médicale. C'est en assistant à l'exécution des prescriptions. en y participant même , qu'on prendrait une connaissance exacte des formules et de l'art si difficile de formuler. Que dis-je, le pharmacien en chef, capable sur toutes ces matières, y compris la chimie elle-même, ne serait-il pas sous ce rapport appelé à diriger les travaux des élèves et à résumer dans des leçons expérimentales les cours des Facultés ? Là seraient rassemblés des instruments et des appareils de diverses espèces dont on approfondirait à loisir le mécanisme et l'usage ; des pièces pour l'ostéologie et des livres pour les recherches, que la plupart des étudiants ont trop rarement à leur disposition. Enfin, nul lieu ne saurait mieux convenir aux exercices anatomiques. Personne n'échapperait à l'obligation de manier le scalpel ; les apprentis , guidés par les élèves expérimentés , deviendraient directeurs à leur tour, c'est-à-dire forts anatomistes. On n'aurait plus à déplorer l'affreux gaspillage qui se fait des cadavres ; car toutes les parties que mutile sans profit une main inhabile, une dissection faite d'après des principes les ménagerait. Deux ou trois individus ne s'empareraient point à eux seuls d'un sujet pouvant servir à l'instruction d'un grand nombre, et, grâce à l'assiduité des élèves, des membres entiers, des corps à demi disséqués , ne resteraient point à se putréfier sur les tables , d'où on est contraint de les enlever sans avoir été utilisés.

Nous observerons même, pour satisfaire à un sentiment moral, que les restes de nos semblables ne sortiraient de l'hôpital que pour être transportés immédiatement dans le champ du repos.

Tout ce que l'imagination peut concevoir de plus parfait se trouverait donc réuni pour former des praticiens complets. Ici, néanmoins, une objection se présente : Comment allier avec un tel régime les exigences des écoles, et pourquoi, tandis qu'on serait en chemin, ne pas concentrer l'ensemble de l'enseignement dans les hôpitaux? Cette concentration, il est vrai, dérive de nos idées; mais ce que nous venons d'indiquer étant suffisant, nous ne voyons aucune raison de substituer vingt écoles à une seule. D'ailleurs, une école supérieure est nécessaire pour dominer par l'ascendant de sa puissance généralisatrice les opinions divergentes, et représenter sinon un corps de doctrine uniforme, au moins la science dans ce qu'elle a de plus élevé. Seulement, pour être conforme à ce caractère, son enseignement devrait revêtir une forme plus abstraite et plus savante ; modification que rendrait en partie possible l'enseignement des hôpitaux appliqué à la notion des faits. Quant à la première difficulté, elle n'a rien de sérieux, puisque d'une part les études cliniques se font le matin, tandis que les cours de l'école ont lieu dans la journée, et de l'autre que les élèves des hôpitaux éloignés ne seraient pas dans une situation différente de celle des internes et externes qui séjournent actuellement dans ces mêmes hôpitaux.

Un autre côté de la question, qu'il ne faut pas négliger, c'est l'avancement promis à la science. Le talent des médecins des hôpitaux est incontestable, et beaucoup d'entre eux, on doit leur rendre cette justice, s'adonnent avec ardeur à de fructueuses recherches; mais quel nouveau véhicule fourniraient à ce talent et à cette ardeur la fonction professorale et l'entourage d'une jeunesse enthousiaste et instruite, si facile à utiliser dans une collaboration active! Le professorat, en forçant à approfondir les choses, rend difficile à l'endroit des innovations. Il s'ensuit d'abord qu'une masse imposante de juges compétents formerait comme une barrière infranchissable aux idées légères et aux faux systèmes, avec quelque séduction qu'ils fussent produits; car le succès de ces systèmes repose souvent sur l'indifférence et l'irréflexion de ceux à qui ils s'adressent. Ensuite, sous une direction habile et comme, de toute nécessité, on s'assujettirait partout à un programme d'analyse, qui donnerait aux faits leur plus grande valeur, on réunirait bientôt à l'égard des faits à débattre, et des indications à apprécier, des documents nombreux et aussi parfaits que le permettrait l'état de nos connaissances; en sorte qu'au lieu de ces opinions individuelles, à la remorque desquelles on se traîne aujourd'hui, tendrait à s'établir la domination d'une sorte de code perfectible, expression de la pensée générale. Puis, quel moyen propice d'organiser sur une large échelle ces expériences qui occupent une place si considérable parmi les travaux modernes ? Où trouver plus de ressources , de mains et d'intelligence pour les exécuter que dans les hôpitaux ainsi constitués ? Les découvertes en ce genre agrandissent la sphère des idées et sont fécondes en applications ; mais, à l'exception de quelques savants, à peu près tout le monde les ignore, parce que dans les livres elles s'enveloppent de nuages ; ici elles se présenteraient simples et lumineuses à chacun, témoin sinon toujours acteur dans les opérations propres à les amener ou à les reproduire. Enfin, que n'aurait-on pas à l'avenir à attendre des jeunes médecins sortis des écoles, lorsqu'à la capacité naturelle se joignant chez eux une longue habitude de l'observation et de l'expérimentation, la plupart continueraient à jouir pendant leur pratique des facilités d'un hôpital ? Que de richesses, jusqu'à présent inexploitées, surgiraient de tous les endroits du pays ! que de pierres amassées et même préparées pour la construction d'un bel et solide édifice !

Quand on réfléchit aux merveilleux résultats que nous venons de développer, on sent que les améliorations indiquées ici sont vraiment capitales. Or, à quoi tiendrait-il qu'elles ne fussent accomplies ? à rien, pour ainsi dire, puisqu'il s'agirait seulement, au prix de quelques millions de francs, d'augmenter un peu l'indemnité annuelle des mé-

decins des hôpitaux, et de construire environ 1,500
à 2,000 chambrettes pour recevoir un nombre égal
de jeunes élèves? Cette dépense même, si on voulait,
serait en partie couverte, en assujettissant les étudiants au paiement d'une certaine somme pour le
logement. Comme on se loge actuellement à ses
frais, personne ne réclamerait contre une telle disposition. Que dis-je? le but vainement rêvé par les
fondateurs des écoles auxiliaires, ne serait-il pas au
contraire complétement rempli, aussi bien sous le
rapport matériel que sous le rapport intellectuel et
moral? Qui ne voit, en comparant les sacrifices
excessifs qu'exigent les études médicales, à l'entretien des élèves que le gouvernement destine aux
services publics, combien, outre la sécurité pour le
travail, la conduite, les soins et la nourriture, le
casernement des élèves comporterait encore pour
les familles d'économie réelle?

IV. *Réformes de l'agrégation.*

L'agrégation appelle également d'utiles réformes. Pour donner à cette institution l'importance
dont elle est susceptible, il faudrait mieux assurer
la position des agrégés, étendre, et surtout rendre
absolues leurs obligations. Chacun d'eux devrait se
partager la surveillance et la direction d'un nombre déterminé d'étudiants, dont il présiderait les
exercices, et ferait, au besoin, l'appel, professant
des cours réguliers, donnant à ses disciples des

conseils, et les soumettant, dans des conférences spéciales, à toutes sortes d'interrogations et d'épreuves. Dans les trois Facultés, il y a environ soixante agrégés en exercice. En élevant à deux mille francs leur traitement, qui ne dépasse pas mille, il s'ensuivrait une augmentation de dépenses de soixante mille francs ; c'est à-dire qu'au moyen d'une somme presque insignifiante, on remédierait à une foule de graves abus dont on déplore sans cesse, mais inutilement, l'existence.

V. *Prix pour les élèves.*

Dans l'hypothèse de l'acceptation de notre plan, l'internat serait supprimé. Mais l'émulation n'y perdrait rien. Le budget des internes affecté, dans chaque hôpital, à la distribution de prix nombreux et importants, sur les diverses matières de l'enseignement, y suppléerait très-amplement. En tout cas, même dans l'état présent des choses, on ne voit pas pourquoi on se priverait d'un moyen aussi efficace que peu coûteux, de stimuler le zèle et de provoquer l'enthousiasme.

VI. *Cours d'éducation morale.*

Pour achever ce qui concerne l'instruction scolastique, peut-être devrions-nous parler ici de la fondation de plusieurs nouveaux cours. Mais ces cours ne réalisant que des perfectionnements de détail, nous croyons qu'il suffit d'en avoir fait ailleurs pressentir l'opportunité. Il en est un, cependant, qui, par sa tendance de réformation générale, nous semble mériter une attention particulière, c'est celui d'*éducation morale*. L'absence d'éducation morale est le vice capital de tous nos enseignements. Partout, on cultive l'intelligence, sans s'occuper des convenances, des devoirs, des vertus, et on laisse ceux qui entrent dans la pratique de la vie, exposés à une foule de fautes et d'expériences fatales. Mais c'est surtout chez le médecin, nous l'avons vu, que l'alliance de la capacité aux nobles et généreux sentiments est précieuse. Ce serait donc une heureuse innovation qu'un cours, dans lequel, joignant autant que possible l'exemple au précepte, on embrasserait, sous ce rapport, les différents aspects de la carrière médicale. La matière, assurément, ne manquerait pas. Que d'obligations à faire connaître, de difficultés à apprendre à vaincre, d'écueils à signaler dans la peinture des mille situations délicates où peut se rencontrer le médecin? L'art d'apprécier les caractères serait enseigné dans ce cours. On y indiquerait aux élèves les moyens de gagner la confiance par d'habiles et loyaux procédés, en même temps qu'on leur inspirerait un profond dégoût pour les manœuvres basses et frauduleuses. On les formerait à la manière de bien interroger les malades. On mettrait leur dévouement aux prises avec les préjugés du monde, l'ignorance et le mauvais vouloir des parents, qui font tant de victimes. Les tristes conséquences de nos rivalités déroulées à leurs yeux leur indiqueraient la nécessité de placer en toute occasion le bien public au-dessus de nos intérêts. On leur montrerait les funestes suites de la moindre négligence, les excellents effets des plus petits soins et de l'assidue surveillance exercée sur ceux qui entourent les malades (1). Enfin, on flétrirait avec énergie les honteux trafics, les criminelles complaisances, pleins de périls, qu'une sorte de vernis de bienfaisance semble autoriser. Dans le jeune âge, l'imitation est facile, les penchants honnêtes. Nul doute que, goûtées avec ardeur, ces leçons ne déterminassent les habitudes les plus profitables, et ne laissassent dans les cœurs des traces assez durables pour neutraliser ce que les mauvaises passions, mises en jeu par le contact du monde, ont de dissolvant.

VII. *Encyclopédie médicale.*

.. Il est un fait que nous avons constaté avec amertume, c'est, au milieu de cet amas de livres et de journaux, qui encombrent les magasins des libraires, la déplorable indigence de presque toutes les bibliothèques privées; d'où résulte pour quiconque vit loin des villes, l'impossibilité de se procurer les documents dont il peut avoir besoin, et

(1) Nous observerons à cet égard qu'on devrait faire entrer dans un bon plan d'éducation publique la connaissance des soins à donner aux malades, et de la préparation des plus simples formules.

de se livrer à des recherches actives. Au commencement de ce siècle, une réunion de médecins distingués, dans le but de mettre un terme à cette indigence, conçut et exécuta, sous le titre de *Dictionnaire universel des sciences médicales*, une vaste compilation, composé de plus de soixante volumes, où toutes les connaissances se trouvent résumées, et qui n'est pas un des moindres monuments de cette époque. Malheureusement, le prix élevé de cet important ouvrage, auquel on a, depuis, vainement tenté de suppléer, par divers abrégés, n'a permis qu'à un petit nombre de praticiens de se le procurer. C'est un si admirable travail, qui, du reste, a vieilli, et n'est pas également parfait dans ses différentes parties, que nous osons proposer au gouvernement de reconstruire, sur de nouvelles bases, pour en constituer un fonds de bibliothèque à chaque médecin. Cent volumes de 800 pages, d'un texte fin et serré, suffiraient, certainement, à la totalité de la composition. Or, en portant au chiffre de 20,000 le nombre des exemplaires distribués, le coût, pour un objet d'une utilité si grande et si générale, irait à peine à quatre ou cinq millions, c'est-à-dire à une partie des sommes absorbées par certains édifices publics. Au surplus, les circonscriptions médicales, auxquelles appartiendraient ces livres, dont les médecins n'auraient que l'usufruit, pourraient très-bien être substituées à l'état, dans une dépense qui, pour chacune, ne serait que de deux cent cinquante francs.

Mais avant de commencer une telle œuvre, il importe d'en bien établir les conditions. Dans notre pensée, elle devrait être accomplie de façon qu'elle pût tenir lieu de la bibliothèque la plus complète; le passé et le présent de la médecine, y étant scrupuleusement reproduits dans leurs principaux détails. Pour cela, le procédé suivi pour le grand Dictionnaire des sciences médicales n'est pas à imiter. Au lieu d'entrer de suite en campagne et de confier à telle ou telle spécialité douteuse la rédaction des articles, il faudrait, au contraire, après s'être assuré d'un personnel très-nombreux et capable, choisi de préférence dans la partie virile et militante du corps médical, méditer longuement en commun sur le meilleur plan à suivre et se pénétrer réciproquement du rôle asigné à chacun. Les travailleurs ainsi disciplinés se livreraient par catégories, comme opération préliminaire, au dépouillement de tous les écrits renfermés dans nos bibliothèques. Cette tâche immense, j'en conviens, mais non pas impossible, aurait le double et précieux résultat, de ne permettre à aucun fait de demeurer dans l'oubli et d'accroître outre mesure les forces de ceux qui y auraient participé. C'est alors que dans autant de comités spéciaux qu'il y a de divisions dans la science, se feraient l'élaboration et la classification des matériaux rassemblés; et qu'ensuite, d'après un cadre parfaitement arrêté et compris, on jetterait au moule les diverses parties de ce superbe ensemble, sur lesquelles, bien entendu, les comités

réunis exerceraient leur droit suprême de révision
et de contrôle. Méthode, précision et clarté, absence de redites, laconisme dans les phrases, tels
sont, grâce au concours de tant d'esprits supérieurs,
les traits qui distingueraient ce que nous nomme-
rons l'*encyclopédie médicale*, tableau magnifique,
où sur toutes les questions on suivrait avec satisfaction les mouvements et les fluctuations de la
science ; ou dans toutes les circonstances on trouverait et des règles dictées avec connaissance de
cause, et des moyens de traitement quelquefois
simples et souvent inconnus, mais toujours judicieusement classés et appréciés dans leur manière
d'agir et leur application. Agrandir le domaine de
la médecine, c'est étendre la sphère de ses bienfaits.
Ceux qui résultent d'une pareille opération sont si
évidents, ils intéressent si directement tout le
monde, petits et grands, rois, députés et ministres,
que cette opération ne saurait raisonnablement
rencontrer d'opposants. Nous estimons que, pour
l'achever, il faudrait l'espace de trois années et un
nombre d'au moins deux cents collaborateurs, ce
qui, en évaluant à trois mille francs le traitement
annuel de ceux-ci, composerait un total d'environ
deux millions ; mais sur lesquels, il y aurait à
diminuer un million pour les frais de rédaction ,
compris dans l'évaluation précédente. Peut-être
objectera-t-on que la somme allouée aux collaborateurs est trop faible. Cela est vrai ; mais outre
qu'il n'y a point à douter de leur zèle, on doit

tenir compte, à une époque où tant de gens consument inutilement leurs veilles, et de la gloire qui s'attacherait à leur titre, et de leur talent qui se serait nourri, et des avantages qu'ils retireraient d'une juste réputation.

VIII. *Journal Universel.*

Maintenant, la science n'est pas immobile ; les théories sont variables, des faits nouveaux surgissent. Bientôt l'ouvrage de la veille ne serait plus tout-à-fait celui du lendemain, si l'on n'imaginait un moyen de le rajeunir sans cesse. Ce moyen très-simple consisterait à créer sur le même plan et dans les mêmes vues que l'Encyclopédie, un journal universel de médecine. Le comité, dont en raison d'une moindre besogne, on réduirait le traitement des membres à deux mille francs, de transitoire deviendrai naturellement définitif pour cette nouvelle tâche. Qui déjà dans cette origine, n'aperçoit une supériorité de conditions sur celles du journalisme actuel, dont nous avons déploré l'impuissance et les dangers ? D'un côté isolement, direction à peu près nulle, défaut et capacité équivoques du personnel, fonction onéreuse et bénévole ; de l'autre, unité d'efforts et de principes ; rédacteurs nombreux, compétents, et remplissant une fonction obligée et sérieuse ! Ici, articles épars, vagues, confus, incohérents, fatigants par leur inanité et leurs répétitions, absolument étrangers

11

à la rédaction ; là compte rendus analytiques, raisonnés, suivis, complets et faits par les journalistes eux-mêmes, de toutes les productions nationales et étrangères. Dans le journal Universel, chaque section viendrait tour-à-tour fournir son tribut. On y admettrait rarement les travaux originaux ; on se contenterait d'en prendre exactement la substance. Nous ne serions plus choqués de cette anomalie, qui se remarque aujourd'hui, d'un même individu cumulant les notices bibliographiques les plus diverses. Aussi l'appréciation des ouvrages revenant de droit aux spécialités intelligentes, ces doctrines seraient-elles toujours discutées avec distinction et les faits présentés avec clarté et certitude. Tous les praticiens, possédant d'ailleurs l'encyclopédie et successivement l'entière collection des numéros du journal, qui la continuerait, il serait souvent possible, au moyen de simples renvois, de s'épargner la peine de varier sur différents tons des choses déjà dites ; d'où s'ensuivrait une économie d'espace, qui ne manquerait pas d'être mise à profit. Ainsi pas un fait ne passerait inaperçu, pas une erreur ne demeurerait sans contrôle !

Mais ce n'est pas tout, les juges du camp en seraient encore les meilleurs soldats. Personne, en effet, plus que les membres des comités n'aurait de données sur les difficultés de notre art et ne serait en mesure d'organiser de savantes expériences, de se livrer à de fructueuses investigations ; personne ne pourrait se flatter de surpasser leur force collective. Ensuite notre double répertoire, satisfaisant à tous les besoins, couperait court à cette abondance stérile de traités volumineux qu'engendrent chaque jour la soif d'une gloire souvent décevante et ruineuse. Les feuilles souffreteuses, d'aujourd'hui, disparaîtraient absorbées, et leurs auteurs placés par leur savoir aux premiers rangs des nouveaux travailleurs, trouveraient dans une position honorable et lucrative la récompense de leurs efforts et des chances d'avenir qui, jusqu'à présent, leur ont été refusées.

Les numéros paraissant tous les quinze jours, par 6 ou 7 feuilles d'impression, d'un texte serré et fin, devraient remplir toutes les exigences. Ce qui pèse le plus sur nos écrits périodiques, ce sont les frais de poste. Mais en faveur d'une si large publication, le gouvernement qui, d'ailleurs, serait lui-même l'éditeur du journal, pourrait, sinon détruire, au moins modérer beaucoup le droit perçu à cet égard. Or, en estimant, le traitement des membres du comité compris, la dépense totale à 700 mille francs, cette somme, répartie entre vingt mille abonnés, constituerait, pour chacun, celle minime de 32 francs environ, dont le médecin lui-même, à défaut de la localité, supporterait la charge sans se plaindre ; en sorte que, sans qu'il en coûtât un sou au trésor, l'autorité aurait le mérite et la gloire de réaliser l'une des entreprises les plus utiles à l'humanité, tout en fixant les destinées d'une jeunesse inquiète que dévore une activité exubérante et sans issue.

Il est facile d'entrevoir la fermentation scientifique que susciteraient de toutes parts les améliorations, dont nous venons d'analyser les effets immédiats ; mais si, en les rapprochant, on cherche à pénétrer le jeu possible ou nécessaire de leur action réciproque et combinée, c'est alors que se révèle, dans toute sa netteté, le véritable mécanisme de la production et de la diffusion des lumières à l'avenir.

IX. *Comité médical.*

Premièrement, le sceptre du progrès passerait légitimement des mains impuissantes de l'Académie aux mains fermes et vigoureuses du comité, essentiellement agissant, et formé d'ailleurs des notabilités de la littérature, des hôpitaux et de l'académie elle-même. Celle-ci ne serait pas supprimée, mais elle jouerait le seul rôle qui lui convient. Sorte de vétérance pour nos plus glorieuses illustrations, elle représenterait le corps médical dans les occasions solennelles, prodiguerait les conseils de son expérience, animerait le zèle des athlètes de la science par ses applaudissements et ses récompenses. Le comité, au contraire, poursuivrait incessamment la solution de tous les problèmes. Fort de la position favorable de la plupart de ses membres et du concours si important des jeunes élèves des hôpitaux, il saurait encore, pour s'approprier une foule de matériaux hors de sa portée, organiser dans les différents lieux des instruments d'investigation dont l'Académie a quelquefois senti le besoin, sans jamais pouvoir se les procurer ; à cet égard, ses vœux, même, seraient prévenus. Quand une sage constitution de la médecine, et de solides études auraient peuplé les villes et les campagnes de médecins éclairés, expérimentés et pleins d'ardeur ; que ces médecins jouiraient de tous les avantages, que leur offriraient pour l'observation et les recherches, les dispensaires, les hôpitaux, et la double et précieuse source de l'Encyclopédie et du Journal universel(1); que par le cercle restreint et régularisé de la clientèle, ils auraient plus de temps à consacrer au travail et à la méditation, le comité trouverait alors des correspondants tout formés, dont il n'aurait point à solliciter sans cesse la coopération nonchalante et stérile, mais qui, sûrs d'être appréciés, se montreraient toujours prêts à le seconder. Partout le zèle, né de l'aptitude et des circonstances, entre-

(1) Sous le nouveau régime, le journal et l'Encyclopédie seraient naturellement placés dans les hôpitaux de campagne où ils serviraient aussi bien aux pharmaciens qu'aux médecins. Dans la suite même, ces volumes pourraient fort bien devenir le noyau de ces bibliothèques dont on a déjà parlé de doter les différents cantons, et qui s'enrichiraient des cadeaux de la bienfaisance et des productions de la localité, soit littéraires, géologiques, agronomiques, judiciaires, etc., et où, au grand profit de l'instruction primaire, de la moralité, de l'agriculture et des arts, les curés, les instituteurs, les vétérinaires et tant d'autres personnes intelligentes viendraient puiser des lumières dont la science également tirerait parti dans ses recherches.

tenu par la lecture et développé par l'imitation, tendrait à prendre l'essor et à se créer des points d'appui dans l'association. Sur les débris de ces sociétés sans consistance et sans vie de nos provinces, dont les travaux d'amateur n'ont guère d'écho que dans l'enceinte où ils se produisent, s'élèveraient dans les départements et principalement dans les endroits où sont établies les écoles secondaires, d'autres sociétés, vivaces par elles-mêmes, mais auxquelles le comité imprimerait surtout la plus vive impulsion. Incitant et dirigeant les efforts individuels, ces sociétés, dociles à ses instructions, lui transmettraient de tous les points de leur ressort, sur chaque question agitée, les documents fournis par l'observation particulière, documents qu'elles auraient au reste appréciés, classés et élaborés à leur manière. Ainsi se trouverait résolu le double problème dont l'instinct du pouvoir et de l'Académie ont vainement, jusqu'ici, poursuivi la solution, savoir : d'imprimer le mouvement scientifique aux provinces et de fonder, par le produit des investigations locales, les bases d'une statistique universelle. Les rayons dirigés de toutes parts vers le foyer commun répandraient une éclatante lumière sur la surface entière du pays. Chacun apportant sa pierre, l'édifice pourrait-il tarder à être élevé ? Grâce à ce concours passionné de forces systématisées, à cet échange constant de faits et d'idées, il est permis de l'espérer, les principales difficultés relatives aux constitutions médicales, aux causes épidémiques, à l'influence des climats, des professions, à la nature des maladies et aux propriétés des différents médicaments, etc., seraient promptement vaincues.

Mais, indépendamment des voies nouvelles que l'adoption de ces mesures ouvrirait à la science, quelle garantie de soins éclairés et assidus ne trouveraient pas les malades dans l'application obligée et soutenue des praticiens à scruter l'origine des maladies, à analyser et à noter leurs moindres phénomènes et les opérations des remèdes? Les sociétés aussi pourraient rendre directement de grands services dans les départements, soit sous le rapport de la médecine légale, en éclairant la justice dans les causes criminelles, soit sous celui de la salubrité publique, en indiquant au pouvoir la nécessité, et en présidant à l'exécution des mesures hygiéniques. Quelle vaste carrière surtout d'explorations et de remarques ne comporterait pas cette dernière partie de leurs attributions? Dans les ateliers, les manufactures, les casernes, les écoles et les prisons, dans les travaux des mines, relativement au sol, aux marais, aux rivières, aux immondices, etc., etc., que de choses en effet sont en souffrance et demanderaient à être améliorées. Enfin, à qui serait mieux confié qu'à ces sociétés le soin de maintenir les droits et la dignité de notre profession, et d'assurer la répression du charlatanisme?

X. *Nomination aux places.*

Tout, jusqu'à la nomination aux places, tourne-
rait au profit de l'émulation. On devrait, ainsi que
dans les professions militaire et ecclésiastique, admettre le principe fécond de l'avancement, et attribuer au talent et aux services rendus les positions
importantes devenues vacantes. Mais il y aurait
deux inconvénients à éviter : de trop fréquents
déplacements et l'arbitraire dans les choix. Pour
atteindre ce but, il faudrait d'une part qu'on exigeât
des candidats qu'ils ne se présentassent qu'après
huit à dix années d'exercice dans une localité, de
l'autre établir un scrutin auquel prendraient part
les médecins des départements, et qui déciderait du
sort de l'élection. Comme, en raison des relations
que les sociétés entretiendraient entre eux, les confrères se connaîtraient depuis long-temps, l'erreur
serait rarement possible. Au surplus, l'équité ferait
un devoir aux électeurs de se baser dans leur
préférence sur les titres réels plutôt que sur l'an-
cienneté de la pratique. Il n'y a pas de mérite à
vieillir, et c'est à ces vieux jeunes gens, qui abré-
gent leur existence par des veilles laborieuses,
qu'appartiennent les distinctions et les récompenses. En conséquence, une certaine somme de travaux originaux serait rigoureusement imposée aux
aspirants, et l'on se garderait même de négliger
une occasion aussi favorable que celle du concours,

pour les exciter à de nouveaux efforts. De cette manière, personne n'aurait à se plaindre de l'infériorité relative de sa condition. La perspective d'un poste plus brillant pourrait également, dans quelques circonstances, aplanir les obstacles qui s'opposeraient à une union sortable et avantageuse.

XI. *Prix des médecins.*

Enfin, pour tenir les praticiens sans cesse en haleine, il conviendrait de suivre à leur égard le procédé que nous avons déjà conseillé pour les étudiants, et qui consisterait à leur proposer des prix nombreux et d'une suffisante valeur. La science aurait beaucoup à profiter des idées que l'appât de ces prix ne manquerait pas de faire naître. Mais c'est surtout le développement des forces individuelles qui doit être ici envisagé. Toutes les questions se tiennent par des liens étroits, et l'on en a bientôt saisi l'ensemble quand on s'est appliqué à en approfondir quelques unes.

CONCLUSION.

Telle est la série des mesures qui nous paraissent propres à porter la médecine au plus haut degré de perfection auquel il lui soit possible d'atteindre. En les proposant, nous ne nous sommes point dissimulé la portée des difficultés qu'elles sont de nature à soulever, du moins pour la plupart. Mais difficile ne veut pas dire impraticable. L'art qui a pu parvenir à l'aide d'un tuyau de six pouces de diamètre, à rencontrer à près de deux mille pieds de profondeur des sources d'eaux jaillissantes, n'a certes pas résolu un problème facile. Seulement, cet exemple montre que dans tout projet utile, loin d'être effrayé par l'idée des résistances, on doit tendre plutôt à les surmonter. Par malheur, le sujet qui nous occupe touche aux questions sociales, et quand il s'agit d'une de ces questions, une terreur secrète, je ne sais quelle crainte mystérieuse de déranger un équilibre, à grand'peine maintenu, s'empare des plus hardis et des mieux intentionnés. La perspective du bien s'offre en quelque sorte dans un nuage inaccessible. Rien n'est plus certain : quoi qu'on puisse objecter sous le rapport économique, l'accusation d'utopie qui frappe et fait avorter toute innovation un peu large comme la nôtre, nous est plus redoutable encore.

Cependant il est essentiel de le remarquer, le plan qu'on vient de lire, comporte deux espèces de réformes. Au point de vue philosophico-pratique où nous nous sommes placé, il ne pouvait en être autrement. Obligé de remonter aux principes, afin de découvrir la véritable origine de tous les vices, nous avons dû, pour être complet et conséquent, établir comme une échelle graduée de perfectionnements aussi bien applicables dans l'état présent, que théoriquement admissibles pour un ordre de choses à venir. On nous reprocherait donc à tort d'avoir excédé la limite. L'important, dans cette circonstance, était de rassembler tous les éléments du problème, et de n'en laisser aucun sans être mûrement examiné, afin que le gouvernement, que nous avons eu pour but d'éclairer par cette pénible étude, pût apprécier dans sa sagesse et la direction qu'il convient de suivre, et le degré d'améliorations auquel il est en son pouvoir d'arriver. Or, c'est à quoi nous croyons avoir réussi, en soumettant à une critique longuement réfléchie, les imperfections de la médecine actuelle et les moyens proposés pour y remédier, et en faisant ressortir les effets et le plus ou moins d'opportunité des changements que nous indiquons nous même.

Au surplus, quand on envisage ces changements, l'imagination s'exalte dans la contemplation des bienfaits que l'humanité pourrait en recueillir, et l'on se demande pourquoi un ministre, ami de son pays et jaloux de sa propre gloire, hésiterait à en concevoir la réalisation. Nos gouvernants en général se défient trop de leur puissance et des bonnes dispositions du peuple, dont mille exemples attestent la facilité à céder à l'enthousiasme. Ici les bourses s'ouvrent à la voix de Vincent de Paul ; là on se précipite avec une aveugle ardeur dans le système de Law. Dans la nuit du 4 août, la noblesse, entraînée par une héroïque impulsion, fait le sacrifice volontaire des priviléges qui lui sont si chers. La civilisation, quoi qu'on puisse prétendre, n'a point tout à fait détruit cet esprit chevaleresque. Dans aucun temps peut-être on n'a donné une approbation plus vive et plus universelle à toutes les créations revêtues d'un cachet de grandeur et d'utilité ; jamais dans les différentes conditions on n'a même été porté avec autant d'ardeur à s'associer aux œuvres de charité et de bienfaisance. Aussi, sommes-nous sincèrement convaincu, qu'il suffirait au pouvoir de manifester du zèle et de la volonté pour se concilier à l'égard d'un projet éminemment favorable à tous, et en particulier aux classes malheureuses, les sympathies et l'appui de la masse des citoyens qui, par leur position, leurs lumières ou leur fortune, jouissent de quelque influence dans le pays.

Maintenant, quel accueil recevra ce travail? Les idées qu'il contient nous ont paru de quelque valeur, et sans trop considérer le résultat, nous nous sommes mis en devoir de l'exécuter. A défaut de talent et d'autorité, l'espoir d'être utile nous a soutenu. Heureux, en effet, si pour prix de nos efforts, l'attention bienveillante du pouvoir et du public daignait distinguer ces idées! heureux surtout, si quelques-unes d'entre elles passant dans la pratique, nous pouvions nous flatter d'avoir contribué pour notre faible part au bien-être d'une nation, qui après avoir étonné le monde par l'éclat de ses conquêtes, mérite de le guider aujourd'hui dans la carrière de la liberté et des institutions progressives sur lesquelles repose le bonheur des hommes !

FIN.

TABLE DES MATIÈRES.

FIN DE LA TABLE.